精神科看護
THE JAPANESE JOURNAL OF PSYCHIATRIC NURSING

2020.2 CONTENTS
vol.47 通巻 329 号

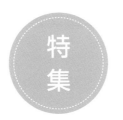

JN119390

特集

双極性障害
―その世界と可能なるケア―

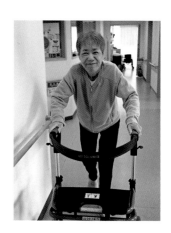

双極性障害
—その世界と可能なるケア—

◉ 双極Ⅰ型・Ⅱ型障害の理解と治療 ◉
◉ 双極性障害の人と接して感じること ◉
◉ ノーチラス会の活動と今後の展望について ◉
◉ 私の双極性障害の体験談 ◉
◉ 双極性障害とともに「生きる」こと ◉
◉ 双極性障害当事者とその家族の命のために看護ができること ◉

特集にあたって

◎編集部◎

躁状態と抑うつ状態がくり返し現れる双極性障害。厚生労働省発表の2017（平成29）年患者調査によると，気分（感情）障害（躁うつ病を含む）の患者数は120万人を超え，増加の一途をたどっている。躁状態のときに感じる高揚感から，一転してうつ状態となる落差は，自殺率の高さにもつながるため，看護師，家族を含めた周囲の支援者には，適切な対応が求められる。

しかし，患者がうつ状態のつらさから病院につながると，診断の確定が難しく，躁転へのリスクに対応できないまま10年以上が経過する場合もめずらしくはない。また，診断が確定し適切な治療を受けても，再発率が高いという問題もあり，患者や家族が疲れはててしまうこともある。

双極性障害に向き合う患者，家族，支援者は，躁状態とうつ状態の荒波のなかで，どのように葛藤し，そして希望を見出しているのだろうか。今特集では，双極性障害に特化して活動を続けるNPO法人ノーチラス会にかかわる方々を軸にご執筆いただいた。双極性障害をめぐって当事者・家族が直面する「耐え難き痛み」「残酷で魅惑的（側面）」（ケイ・レッドフィールド ジャミソン／新曜社）をとおして，援助者たる看護師のあり方を検討したい。

なお，ICD-11の公表に伴い現在，双極性障害の呼称の変更（双極症）が検討されているが，本特集では双極性障害と統一して記載している。

双極Ⅰ型・Ⅱ型障害の理解と治療

執筆者

東北医科薬科大学医学部（宮城県仙台市）
教授／NPO法人ノーチラス会 理事長
鈴木映二 すずき えいじ

主な症状と診断の基準

　障害の主要症状は，躁病エピソードと抑うつエピソードである。前者は，気分が高揚し，過活動になることである（表1）。躁病エピソードにおける過活動とは，意味不明な行動とは異なり，一応合目的ではあるが，その程度が明らかにいきすぎているものをさす。たとえば，小さな仕事に対して，数十ページにも及ぶ企画書を作成するなどである。また，それが観念奔逸という思考形式（思路）の障害と結びつくと，みずから次々と企画を立てて膨大な資料を作成したりする。攻撃性やイライラ感などを伴うこともあり，上司にひっきりなしに電話をして自分の企画をとおすように要求したり，要求がとおらないと大声で罵倒するなどのトラブルを起こしたりする。また，躁病エピソードと抑うつエピソードの両方の症状が一部重なりあって，同時に存在する混合状態を呈することもある。

　アメリカ精神医学会がまとめた診断基準DSM-5[1]によると，躁病エピソードあるいは軽躁病エピソードが一度でもあればそれぞれ双極Ⅰ型障害，あるいはⅡ型障害と診断される。DSM-5の躁病エピソードとは，簡単には，躁の症状が3〜4つ以上1週間以上続いた場合，もしくは入院が必要なほど病状が強いことと定義

表1　躁病の症状

精神症状	身体症状
・高揚感 ・爽快感 ・意欲亢進 ・行為心拍 ・観念奔逸 ・誇大妄想	・不眠 ・食欲亢進 ・体重減少 ・性欲亢進

表2　うつ病の経過中に双極性を見つける手がかり

病歴など
・発揚性格，循環気質（もともと活発，目立つ存在，むらがあるなど） ・若年発症（特に25歳未満） ・急性発症 ・家族歴（特に第1度親族の双極性障害） ・エピソードが反復性（4回以上） ・1回の病期が短い（平均3か月未満）

症状
・気分反応性（出来事に気分が反応する） ・精神病症状（psychotic features） ・過眠や食欲増加（うつ病としては非定型的な症状） ・対人関係の拒絶・過敏 ・焦燥感，イライラ感

抗うつ薬の反応
・抗うつ薬に反応しない ・予防効果がない ・抗うつ薬によって躁転

注）文献[7]を改変引用

されている。軽躁病エピソードは社会的機能や職業的機能は障害されず，入院を必要とするほど重くはない。一方，Ⅰ型・Ⅱ型いずれの場合も，抑うつエピソードは，抑うつ気分または興味や喜びの喪失などがほぼ1日中，毎日のように2週間以上続き，社会的機能や職業的機能が明らかに障害される。

ただし，統合失調症スペクトラム障害などで説明が可能な場合は，そちらの診断が優先される。また，症状が明らかに外因（ほかの医学的疾患や物質などの影響）による場合は除外される。

うつ病と鑑別するポイント

双極性障害の場合，①抑うつエピソードで発症する人が多い，②躁病エピソードよりも抑うつエピソードの期間の方がはるかに長い，③患者自身はうつ状態の方がつらいので，うつ状態のつらさを強調して訴える傾向がある，④特に軽躁状態では患者自身がエピソードであると気がつきにくい，⑤躁状態のときには病識が障害されやすいなどの理由で，うつ病と誤診されることが少なくない。発症から平均しておよそ10年経ってから，ようやく双極性障害の診断を受けることも珍しくない[2]。そのため，う

つ病ではないかと思われる患者に躁病エピソードがなかったかどうかを聞くことが大切である（表2）[3]。

障害の原因は……

双生児研究において，一卵性の場合，両方で双極Ⅰ型障害を発症する率は約89%であるが二卵性では約13%であるため，遺伝要因が関与していることは明らかである[4]。しかしオッズ比が2以上の強い関与を示唆する遺伝子は見つかっていない[5]。病態生理としてモノアミン仮説，小胞体ストレス反応障害仮説，ミトコンドリア仮説などの仮説があるが[4]，どれも決め手を欠いている。したがって，現状では複数の遺伝子，

あるいは遺伝要因が関与している可能性があるとしかいえない。

方法論の確立や薬の影響など検討課題が残されているものの，今日にいたるまで，双極性障害が脳の形態異常を伴う障害であることの証明は数多くなされてきている[4),5)]。たとえば，実行機能などの認知機能をつかさどる前頭前野を中心とする前頭葉や，情動に深く関与している辺縁系，神経経路を形成する灰白質の異常などが指摘されている。

このような生物学的な研究成果を背景に，DSMでは5以前において，双極性障害は気分障害の1つのカテゴリーに分類されていたが，むしろ統合失調症との共通点が多いことがわかってきたために，DSM-5では独立した疾患単位となった。

他の障害と併存する可能性

双極性障害はアルコール使用障害，摂食障害，パニック障害，人格障害などを合併することが多い[4)]。これらの併存症は，時に双極性障害を覆い隠すため見逃されやすい[6)]。また，これらを併存している場合には，お互いがお互いを治療抵抗性にしている可能性が高いので，両者に対して適切に対応することが求められる。

治療の基本的スタンス

治療の目的は，一言でいえば自殺をいかに予防しながら再発を少なくするかということに尽きる。そのためには利用できる社会的資源など

についても精通している必要がある。

再発を少なくする方法論はいくつかあるが，現時点においては薬物療法がもっとも一般的である。

双極性障害は一般には病識のある疾患ととらえられている向きがあるが，実際には躁状態を治療対象と見ない傾向が強く，ノスタルジーさえ感じる人もいる。I型に罹患した患者の70%は病識と認知機能が障害されているというデータもあり[7)]，患者の認知を評価しながら相手に合わせて心理教育を行う必要がある。その際，家族の協力を仰ぐことも大切である。

治療に用いられる薬物療法

双極性障害の治療薬は，気分安定薬あるいは非定型抗精神病薬などが用いられる。前者には，リチウム，バルプロ酸，ラモトリギンなどがあり，後者には，アリピプラゾール，クエチアピン，オランザピンなどがある。

このなかでもっとも一般的に用いられているのはリチウムであろう。特に爽快感の目立つ古典的な躁状態には高い確率で効果を示し，自殺予防効果や抑うつエピソードの治療効果も期待できるだけでなく，両エピソードの予防効果も知られている。ただし，頻回に採血検査を行って血中濃度を測定しないと気がつかないうちに慢性の中毒に陥る危険性がある，即効性が期待できない，イライラや焦燥感には効果があまり期待できない，エピソードをくり返すたびに効果が減弱する，妊娠中に服用すると心血管系の催奇形のリスクがあるなどの欠点もある。抑うつエピソードの予防にもっとも効果的な薬はラ

モトリギンであるため，抑うつエピソードが慢性化しやすい双極II型障害では第一選択薬となりうる。ラモトリギンは，用法用量を守って慎重に処方する必要があり，守らない場合に，まれながら重篤な薬疹が生じる危険性がある。ラモトリギンには催奇形のリスクは知られていない。バルプロ酸は，不安・焦燥，イライラ感を伴う場合によく使用されるが，リチウムと同様に血中濃度のモニタリングが必要である。バルプロ酸の場合，肝障害などの副作用が比較的起きやすく，妊娠中に服用すると児が発達障害になるリスクが指摘されている。

非定型抗精神病薬は気分安定薬よりも即効性が期待できるため，気分安定薬と併用されることが多いが，単剤でも効果が期待でき，最近はエピソードの予防効果についても報告がある。

抗うつ薬は効果が限定的であり，躁転のリスクがあるうえに，長期的にはエピソードの周期を短くして経過を悪化させる可能性などが指摘されているので，原則は用いない。

睡眠薬および抗不安薬は，併存症の治療薬としては認められるものの，双極性障害そのものを治療することはできないため，原則用いない。

心理教育の有効性

双極性障害の治療に対して心理教育のはたす役割は大きい[4]。この疾患は，躁病エピソードのときに夫婦関係が破綻したり，職を失ったりするなど社会的な後遺症を残すことが多く，患者自身も自責感，罪悪感にさいなまれる。まずは，それに寄り添い，懐深く対応すべきである。双極性障害はうつ病などに比べ一般に知られていない疾患なので，患者や家族にわかりやすく説明し，性格や養育などの問題ではなく病気なので治療が必要であることを受け入れてもらうことが重要である。

双極性障害の方は，大なり小なり特徴的な病前性格と病理を有しているため，配慮が必要である。強迫的傾向や被害的，まれには振り回す傾向（おそらくは認知障害も関与している）が見られることがあり，また，反権力的な面が医療者に向けられることがある[8]ので注意が必要である。

特に，個人のアイデンティティが役割アイデンティティに深くつながっている人は注意が必要である。このような人は，障害による役割の喪失に対して，まるで自分自身のアイデンティティを失うかのように大きな反応を示しやすい[9]。あるいは役割にしがみつくあまり，かえって自分と周囲を傷つけることもある。一方で，認知障害などによって，過大に自己の社会的役割や社会技能を評価している人も少なくないことが，治療者の評価を困難にしたり，陰性感情を抱かせやすかったりする。このような障害の特性を十分に理解しながら役割というデリケートなテーマを扱う必要がある。

双極性障害の患者は，薬を中断あるいは自己調整する率が高い。その理由はいくつかある。躁状態を抑える薬を飲みたくないのが患者の本音である。さらに，双極性障害治療薬は自覚的副作用を伴いやすい。したがって，患者の気持ちに寄り添いながら服薬を支援していく必要がある。

そのほかの治療法

まず，双極性障害においては，睡眠・覚醒リズムを含む日常生活のリズムを一定の時刻に保つことが，エピソードの再発予防に有効であるとされている。実際に双極性障害の患者で，昼まで寝て深夜すぎまで起きている方は少なくない。この仮説にもとづいて，対人関係療法をとり入れ開発された対人関係・社会リズム療法があり[10]，薬物療法と併用することで双極性障害の治療に有効であると考えられている。対人関係療法とは，もともとうつ病の精神療法として開発されたもので，患者の現在の対人関係と抑うつ症状の関係に焦点をあてる治療であり，対人関係における葛藤を軽減することがゴールとなる。対人関係のストレスがなくなれば睡眠・覚醒リズムも改善され，生活リズムがより安定することが期待できる。社会リズム療法は，睡眠・覚醒リズムだけではなく生活リズムの乱れを矯正することがゴールとなる。患者に，起床時刻，最初に他人と会った時刻（これが社会リズムの特徴），食事の時刻，就寝時刻などの活動記録表をつけてもらう。これを利用して，規則正しい睡眠・覚醒リズムを維持し，最終的に社会復帰することが期待できる。

光は気分を上げ，遮光は気分を下げるために，抑うつエピソードに対しては高照度光療法を用い，軽躁病エピソードに対してはオレンジ色のサングラスをかけてブルーライトを中心に遮光することができれば，気分は安定すると考えられる。この理論を治療に応用したのが光線調整療法である[5]。

当事者会

当事者会に関しては本特集の他稿で詳しく記載している（p.014〜）。

〈引用・参考文献〉

1）American Psychiatric Association：Diagnostic and statistical manual of mental disorders, Fifth edition. Amer Psychiatric Pub Inc, 2013.
2）Berk M, Berk L, Moss K, et al：Diagnosing bipolar disorder：how can we do it better？. Med J Aust, 184（9）, p.459-462, 2006.
3）鈴木映二：治療中に双極性スペクトラム障害に気づくには．精神科, 14（4）, p.298-304, 2009.
4）加藤忠史：双極性障害─病態の理解から治療戦略まで．医学書院, 2011.
5）寺尾岳，和田明彦：双極性障害の診断・治療と気分安定薬の作用機序．新興医学出版社, 2010.
6）大森哲郎：双極性障害は誤診されやすい．臨床精神医学, 35（10）, p.1395-1398, 2006.
7）Varga M, Magnusson A, Flekkøy K, et al.：Insight, symptoms and neurocognition in bipolar I patients. J Affect Disord, 91（1）, p.1-9, 2006.
8）内海健：双極Ⅱ型障害という病─改訂版うつ病新時代．勉誠出版, 2013.
9）木村敏：臨床哲学講義．創元社, 2012.
10）Frank E, Kupfer DJ, Thase ME, et al：Two-year outcomes for interpersonal and social rhythm therapy in individuals with bipolar I disorder. Arch Gen Psychiatry, 62（9）, p.996-1004, 2005.

双極性障害の人と接して感じること

100メートル競走ではなくフルマラソンで

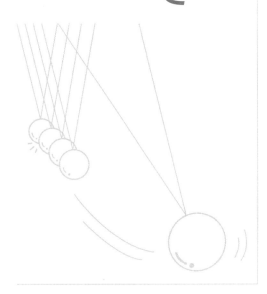

執筆者

NPO法人ノーチラス会（東京都品川区）
副理事長／産業カウンセラー／
家族療法カウンセラー
辻 松雄 つじ まつお

はじめに

　私自身は産業カウンセラー兼家族療法カウンセラーであるが，ノーチラス会（以下，当会）では，この6年間ほどの間に，同会の副理事長，家族会の司会・進行担当，本部（西大井：東京都品川区）での集いの司会・進行（これはもち回り），電話相談員，地方会のとりまとめ役，会誌の編集長などを経験してきた。そうしたことを通じて私自身も勉強してきていることに加えて，門前の小僧ではないが，集いや家族会への参加から双極性障害について当事者や家族の状況や対応をかなり詳しく聞いてきた。そうした場をとおして学んだあるいは経験したことについて，今回のテーマである「耐え難き痛み」と「魅惑的で残酷的な側面」も含めて以下に紹介することとしたい。

　なお，私自身は同会の活動を通じて，双極性障害本人や家族の方々のそれぞれの症状や社会からの「耐え難き痛み」は理解でき，症状の「残酷的な側面」も理解できるが，この病気が「魅力的」だとはとうてい思えない。当事者の方々が躁の局面において万能感や優越感，多幸感を感じるということや，当事者が低空飛行（躁状態の発生を防止するために，やや低め安定をめざす治療）では満足できないという話はよく

聞く。そうした意味では躁状態において当事者が一時的に「魅惑的」体験をするかもしれない。しかし，誤解がないように事前に申しあげておくと，その後の経過によっては最終的には当事者や家族にとっては，離職，離婚，自死といった結果もあるので，双極性障害は決して誰にとっても魅力的な病気ではないということである。

　なお，本文の内容は筆者の個人的見解であり，所属する団体の公式見解ではないことをあらかじめお断りしておく。また，文中の専門用語については本特集のほかの記事で紹介されているのでそちらをご参照されたい。

　また，本会では本来「障害」の字は，「障がい」と表記するルールがあるが，本稿では掲載誌の規定に従い「障害」としている。

双極性障害を患われる方々と接して感じること―「耐え難き痛み」

　長年，同会の集い（当事者，家族，医療関係者などが参加でき，毎月開催）や家族会（当事者の家族のみ参加で隔月開催）に参加して感じることは，①当初，うつ病との診断を受け，うつ病として投薬などの治療が続くが芳しくない状況が続き，その後，躁転あるいは他の医療機関を受診してはじめて双極性障害との診断を受けるケースが多いということ，②双極性障害Ⅰ型と比較して双極性障害Ⅱ型のほうが治りにくい感じを受けていること，③双極性障害といわれる当事者の方に接していると，双極性障害だけでなく，発達障害，依存症など他の障害を併せもつ方々も少なからずいるということ，特に

Ⅱ型の方に多いという印象があること，また，薬の多剤大量投与の問題もまだ見受けられること，④家族が当事者にどのように，どの程度かかわればよいかに悩んでいるということである。

　以下，カウンセラーとしての考え方も含めて紹介したい。

1）うつ病という診断が最初にある場合

　まず，①については長い方だと15年あるいは20年もの期間，うつ病のとの診断を受けていたが，一向によくならず，医師や治療方法に対する不信感から，他の医療機関を受診したことにより，実はうつ病ではなく双極性障害であることが判明したというケースがある。最近ではよく知られているように双極性障害の方が抗うつ薬だけを飲み続けるとしばしば躁転したり，その反動でうつになったりとかえって気分の波が大きくなったり，躁とうつをたびたびくり返したりする，いわゆる"ラピットサイクル"のような状態になってしまうこともある。最近は医師以外にも，当事者や家族もさまざまなメディアによって双極性障害についての勉強をするようになり，いつまでも改善しないうつ，くり返すうつについては双極性障害を疑うようになってきているという印象がある。

　こうしたこともあってか，集いで話を聞いても，かつてと比べて双極性障害であることが早めに判明するようにはなってきている印象がある。しかし，残念ながらその不適切な治療期間が長いと，当事者の医師および薬への不信感が強くなり，それによって薬への忌避感が生まれ，その後の適正な治療の障害になるというのも事実である。

2) Ⅰ型とⅡ型を比較して

　次に，②については，双極性障害Ⅰ型は確かに躁状態が激しく家族もたいへんな目に合うことが多いが，当事者の方々の話を聞くと，Ⅰ型の場合は薬がうまく合うと比較的安定し，就業などもできる。一方で，双極性障害Ⅱ型の方の場合はうつ状態がくり返し発生し，せっかく就業しても長続きしない事例が多いと感じる。また，Ⅱ型の方の場合は次に述べるように他の障害を抱えている人も多く，その障害にも対応しなければならず，就業などが一段と難しくなっているケースがしばしば見受けられる。

　当事者の方々の話によると，Ⅱ型の方々はラミクタール（ラモトリギン）という薬で以前よりはうつ状態に落ちることが防げて，生活が改善してきている方々をお見かけするが，一方でラミクタールを処方してもらったが，皮膚の発疹のためにその後この薬が使えず，ひき続きうつに苦しんでいる方々もおり，現在ある薬ではなかなか病前のレベルまで復活するのは難しい状況の方々も多くおられる。

3) 他の疾患との併発

　次に③については，たとえば，精神科医の話として双極性障害と不安障害を併せもつ方が多くいるということは耳にするが，集いや家族会ではADHDの診断も受けた，あるいは病気への対応に苦労した体験から依存症を併発したり，（これは双極性障害に限ったことではないが）家庭環境からか愛着障害を併発されているのではないかと思われる話をされる方々もいる。

　双極性障害だけでも回復のためにかなりの苦労をされるが，さらに複数の障害をもたれてい

ると，症状や行動がより複雑になり，一体どう対応したらよいのかと長年悩まされることになる。たとえば，双極性障害と境界性パーソナリティ障害も類似しており（後者の場合には「見捨てられ不安」が特に強いということかと思われる），家族会の場でも「見捨てられ不安」の話が出ることがある。また，境界性パーソナリティ障害の方のなかには双極性障害と愛着障害が重なっている方もいると感じられる。

　いずれにしても2種類以上の障害を併発しているのであれば，1つずつ別々に対応する必要がある。たとえば双極性障害とADHDを併発しているのであれば，双極性障害に適した薬を飲むとともに生活リズムが壊れないように対応する一方，後者の場合は，当会横浜地方会にご参加いただいている精神科医の山田和夫氏によると，ADHDの衝動性対策としてインチュニブ（グアンファシン塩酸塩）を処方することがあるとのことである。

　また，これは身近な例であるが，本当は他の疾患が原因で双極性障害のような状況が現れることがあるようだ。たとえば甲状腺機能障害（橋本病やバセドー病）である。日本うつ病学会の気分障害の治療ガイドライン作成委員会がまとめた「日本うつ病学会治療ガイドラインⅡ双極性障害」[1]によると，「甲状腺機能低下症は気分の急速交代型（ラピッドサイクラー）の危険因子になるとされており，治療抵抗型性（通常の双極性障害の薬でもなかなか治らないという意味）の急速交代型では甲状腺ホルモン剤の投与が有効な可能性がある」とされ，また，加藤忠史氏もその著作のなかで「双極性障害の急速交代型においては甲状腺のチェックは必須である」[2]としている。また，女性の場合はPMSや

PMDDのように生理前あるいは生理中にうつ状態になることがあるので，そうした場合は，前述の山田和夫氏によると低用量ピルによる治療のほうが効果をあげる場合があるようだ。

　なお甲状腺機能低下症は，双極性障害の治療によく使われるリーマス（リチウム）によってもたらされることもあるとのことである。リーマスを処方されている方は，そもそも3か月に1回の血液検査が推奨されているが，当会の集いで話を聞いてみると，残念ながら3か月に1度の血液検査が行われるのはまれで，6か月に1回であればまだしも，まったく血液検査によるリーマスの血中濃度の測定が行われていない病院も，いまもなおあるとの話が出てくる。

　精神科医のなかには甲状腺機能障害のようなものに対して適切な内科的診断を下せる方もいらっしゃるが，そうした面について残念ながら勉強不足な方人もいる。実際とは異なる病名判断により適切な治療が受けられず長年苦労される方もいるので，この点は特に重要かと思われる。

　さらに近年，発達障害が注目されるようになってきている。これもなかなか気づきにくい問題を含んでいるが，たとえば，発達障害（自閉症スペクトラム）の体調面の特徴，特にうつ病相との類似が発達障害の1つの判断材料になるかもしれないと思われる。「女性の発達障害」や「職場の発達障害」に関する本を読むと，その特徴として，1. 頻繁に体調不良を訴える（小学校，中学校を過ぎたころになると，寝起きが悪くなったり，頭痛，めまい，胃腸の不調などを訴えることが多くなる），2. 気分のアップダウンが激しい（天候や気温に関係して気分が変わったりする），3. ストレスに対する耐性が弱い，4.

過去の失敗体験を悩む（過去の記憶が急にフラッシュバックすることがある。それにより体調を壊すことがある），5. 月経前に体調不良が起きやすいといったことが指摘されている。当然，適切な診断が必須であるが，こうしたことも発達障害もあるか否かを検討する際の参考情報になるかもしれない。

　また，双極Ⅰ型と思われる方が多剤大量の薬を処方されて，暴言，暴力，自殺未遂など，当事者本人の家族もどう対応したらよいか悩まれている方もいる。筆者は日本うつ病学会のシンポジウムで「双極性障害Ⅰ型の方でお薬の多剤大量処方をされていた方が，減薬により症状が安定した方がいるがなぜか」と質問したところ，精神科医からベンゾジアゼピン系の薬による「脱抑制」状態により躁状態が悪化したのではないかとの見解をいただいたことがある。多剤大量の薬の投与の問題は双極Ⅱ型でも同じである。

　なお，これはつい最近，実際に私が電話相談で受けた話であるが，ある病院で精神科を受診していた方が何かのきっかけで婦人科の治療を受けた際に，その医師から「どうしてこんなに多くの薬を飲んでいるのか。こんな処方はやめるべき」と強く言われた。そこでその方が，「この病院の精神科の部長先生の処方です」と答えたところ，その医師は黙ってしまったという。多剤大量問題は昔からある問題であり，厚生労働省からの通達により，かなり薬の多剤大量投与は減ってきていると思われるが，上記のようなケースは残念ながら遠い昔の話ではない。

4) 当事者と家族

　次に④については，家族会での話のなかで，

家族の関与の程度が問題になることがある。まったく当事者の病気を理解しようとせず，精神論のようなことばかり話す家族もいる。一方で家族が病気の知識をもつことはとても重要であるものの，その知識を使っての当事者への過度の関与は当事者の負担にもなる。関与の仕方が難しいところではある。

　たとえば，日本うつ病学会のホームページ内の双極性障害委員会による「双極性障害（躁うつ病）とつきあうために」では，家族の役割として「やさしく温かく接し，そばにいながらもあまり干渉しすぎず，温かく見守る姿勢が患者さんにとってはありがたいものです」と記載されている[3]。また，坂元薫氏はその著書のなかで「かなり忍耐強い家族であっても，看病が長引き，半年も超えてくると，当初は優しく接していても，時にはきつい言葉を浴びせて批判したくなる時もあるかもしれない」「非常に病状が重い場合（希死念慮が強いときなど）を除き，ずっと患者に付き添っている必要はない。むしろずっと寄り添いすぎて，病状に一喜一憂することで共倒れになってしまうことに注意しなければならない」[4]と述べているが実際，家族会での話を聞くと，こういう対応方法が家族にとってのベストの対応ではないかと考えさせられる。

おわりに

　最後に双極性障害からのリカバリーはとても長い期間がかかるので，100メートル競走ではなく，42.195キロのマラソンのつもりでゆっくり自分のペースで寄り添っていくのがよいかと思う。それが当事者も家族もとも倒れしない1つの方法ではないかと思う。

〈引用・参考文献〉
1）日本うつ病学会気分障害の治療ガイドライン作成委員会編：大うつ病性障害・双極性障害治療ガイドライン．医学書院，2013.
2）加藤忠史：双極性障害第3版．医学書院，2019.
3）日本うつ病学会 双極性障害委員会：双極性障害（躁うつ病）とつきあうために．https://www.secretariat.ne.jp/jsmd/gakkai/shiryo/data/bd_kaisetsu_ver9-20180730.pdf（2019年12月26日最終閲覧）
4）坂元薫：うつ病の誤解と偏見を斬る．日本評論社，2014.

ノーチラス会の活動と今後の展望について

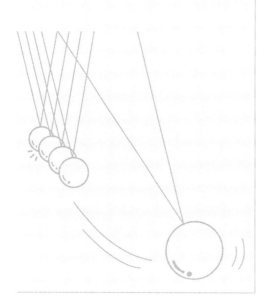

執筆者

東北医科薬科大学医学部（宮城県仙台市）
教授／NPO法人ノーチラス会 理事長
鈴木映二 すずき えいじ

ノーチラス会とは

　ノーチラス会は双極性障害に特化した当事者会のうち，日本で唯一NPO法人として登録されていて（2010年承認），正式名を日本双極性障害団体連合会という[1]。その原点は40年以上活動を続けている品川区の精神障害当事者会である年輪の会にある[2]。

　ノーチラスとはオウム貝のことである。オウム貝はアンモナイトと共通の祖先をもち，何億年もの間ほとんど進化せずに生息し続けてきた。渦巻き状になった貝殻のなかは，いくつかの部屋に分かれていて，そこに海水を出入りさせて海底と海面を行ったり来たりする。その生態が双極性障害の気分の波を連想させるところから初代理事長の佐藤諦吉が命名した。

　設立当時からのステートメントは「双極性障害に関わる全ての人の希望になる」である。品川区に本部があり，現在，北は盛岡から南は鹿児島まで全国20の支部をもち，各地でミーティング活動（一部では家族会も開催），月刊誌の発行，ボランティアの専門職とピアカウンセラーなどによる無料電話相談，講演会および研修会などの活動を行っている。多くの精神科医をはじめ専門家が運営に参加しているが，年会費4000円を主な収入として独立経営している。

なお，本会では本来「障害」の字は「障がい」と表記するルールである。しかし，本稿では掲載誌の規定に従い「者」の前につく場合には「障がい」とし，それ以外は「障害」と統一している。

当事者・当事者会とは

そもそも当事者とは何か？　それは疾患にかかった本人とは限らない[3]。それは「ニーズをもった人たち」，つまりは現在の状態を，こうあってほしい状態に対する不足ととらえて，そうではない新しい現実をつくりだそうとする構想力をもった人たちである[4]。歴史上，さまざまな人々が当事者の立場に追いやられてきた。被差別部落民，ユダヤ人（ホロコーストの対象になったことはあまりに有名），ジプシー（ちなみにジプシーとは欧州において移動型民族をさす差別用語で，各部族にはきちんとした名称がある），被雇用者，有色人種，女性……。このような具体例を見ると，当事者とは，本人にはまったく問題がないにもかかわらず，社会によって問題を抱えさせられニーズをもたされた人々であることがわかる[5]。

当事者会は当事者が自発的に集まってつくった団体で，原則的には国や自治体，病院などに従属せず独立して運営されている。もっとも古いとされる精神疾患に関する当事者会は，1935年に2人のアルコール依存症患者が始めたアルコーリクスアノニマス（AA）ではないかと考えられている[6],[7]。任意の団体まで含めると数限りなくあるので，実態はよくわかっておらず，米国では推定で，50万以上のグループに計1000万人以上が所属しているという報告がある[8]。

双極性障害の当事者会として世界的に有名なのは，シカゴに本部のあるうつ病と双極性障害の当事者会である Depression and Bipolar Support Alliance（DBSA）で，ピアサポーターがファシリテーターとなって各地で当事者会を開いている。そのほかにスコットランドにミーティングとニュースレターを中心に活動している Lothian bipolar self help group とミーティングやグループ活動の場を提供している Recovery across mental health などがあり，そのほか，英国の Bipolar UK，オーストラリアの Black dog institute，Mood disorders society of Canada などの団体がある。

当事者会の機能・効果

当事者会の効果について表1にまとめた。

ノーチラス会にはじめて参加された方の多くが，「自分以外の双極性障害患者にはじめて会った」と感動してくださる。「自分1人だけがこの苦しみを体験しているのではないのだ」ということを知るだけで癒やしになるという。そして，そこに参加した人たちは，双極性障害患者であるということだけで，はじめて参加された方にとって価値があることになる。当事者は，双極性障害にかかったことに何も価値がないと考えるが，実はそうでないことに気がつかされる。まさに，そのことから当事者会は始まっているのだと思う。家族にとっても同様である。ノーチラス会のミーティングでよく目にする光景であるが，はじめて参加された家族が，いつまでも薬を飲んでいることや働けないで家にいると

表1　セルフヘルプグループの機能と役割[2)]

i．自己に対して	ア．精神面 　①安心感 　②スティグマ，劣等感からの開放 　③感情の開放 　④情緒的サポートの享受 　⑤認知の再構成（自己価値の再発見） 　⑥情報を得る 　⑦生き甲斐・目的の発見 イ．行動面 　①生活にリズムを付ける（例会などに参加） 　②他人と交わる（引きこもりからの開放） 　③対処方法のアイディアを得て実践 　④モデルとなる人に出会い，模倣する ウ．社会面 　①社会参加の機会（社会との再結合） 　②本人が本来持っている権利の自覚 　③本人が本来持っている権利の主体的行使
ii．他者に対して	ア．自己の存在そのものが他者にとって価値がある（当事者にとっては同じ立場の人がいるということそのものが救いになる） イ．グループ内における役割の提供 ウ．自分自身がモデルとなる エ．情報を与えること オ．他者を援助する，支える（それによって自らが癒される） カ．社会に向けて働きかける
iii．相互作用	ア．セルフヘルパー（仲間と共に生きていく生き方をする人）となる イ．プロシューマー（援助の受け手であると同時に援助の与え手である人）となる ウ．調査・研究に参加する，実施する エ．援助システムを構築していく

いう悩みを打ち明けると，当事者から，双極性障害という病気がそんなに生やさしいものではないことを諭される。すると，家族ははじめて自分の間違いに気がつき，態度を変えることができる。そのことで，患者がどれだけ救われるかは想像に難くない。

　当事者会には洗練された理論，体系的な行動技法，認知行動療法などは必要とされず[9)]，専門家の治療の隙間を埋め[10)]，むしろ医療というプロフェッショナルリズムによって奪われた人間性を回復する場である[11)]と考えられている。すなわち，"Doctors know better than we do how a sickness can be treated. We know better than doctors how sick people can be treated as humans."[12)] である。その基本的活動はピアサポートである[13)]。ピアとは対等，仲間，同じ立場，利益が共通などという意味である。

　当事者会の対面交流は，医学的な集団療法と同じくらい効果的であり[12)]，リハビリテーション[14)] および機能回復効果なども期待されている[15)]。当事者会は，「困難を抱えながらの成長」[16)] および「普通の生活」[17)] を後押しし，リカバリーを助けることが示されている[18)]。

　当事者会は，継続して参加すること[19)]，ほ

かのメンバーを支える活動をすることがみずからの効果につながっていることが指摘されている[20]。つまり "One's own problems diminish through the process of helping others"[21] である。サポートする人（ピアサポーター）は，サポートする相手の感情の状態に敏感になること，相手から学ぶこと，約束を履行すること，過ちを認めることの経験をとおして，個人として成長し自信を得る[22]。

家族も，スティグマを経験し[23]，否定的感情や無力感などに悩み[24]，患者の病状を悪化させたり，家族自身が身体的・精神的疾患を発症したりする[25]。家族会における学びをとおして患者との関係が変化することで，症状の安定につながることも期待できる[26], [27]。

一方で，当事者会そのものが精神症状を軽減することは証明されていない[28] ことや，当事者会の効果は専門家による医療サービスに劣る[29] というデータがある。しかし，筆者自身がかかわってきた人たちは，ノーチラス会がなければ，ここまで安定した経過を手に入れることができなかったであろうと強く感じる。さらには，ノーチラス会の活動を支えてくださっている方たちにとって，それは私自身も含め，人間としての成長の糧になっていると感じている。

医療関係者は，専門的知識をもっているが，それが専門家としての視線をつくっていることを，私自身はノーチラス会から教えられた。たとえば，われわれは薬の副作用と，薬にどれくらい効果があるのかについて知っている。しかし，それが患者の日常生活にどのような影響を与えるかについて目にする機会は少ない。当事者会のメンバーとファミリーレストランで食事をすると，多くの方に手指振戦などの副作用があるため，スパゲッティを食べにくかったり，フォークを落としたり，ラーメンの汁をこぼしたりする。そのため，しばらくすると店員さんが私たちをマークし始めるのが痛いようにわかる。なるほど，服薬するということは，このような視線のなかで生活しているのだと思い知らされる。

また，双極性障害の症状によって，役所に手続きに行った患者さんが窓口の担当者とケンカになってしまい，出入禁止のようなことをいわれてしまったことがある。筆者が謝罪の電話をかけたところ，「必ず健常者がつき添ってきてください」と言われてしまった。相手は障がい者担当の方である。診察室で，役所の窓口になかなか行くことができないという話を聞くことは少なくないが，多くの場合，それは窓口の対応に問題があるのではないかと私は想像する。何かトラブルがあると，医療者は，病状の不安定さを案じ，薬を増やそうとしたり，社会機能訓練をしたりしたほうがよいだろうかなどと考えるが，当事者会から見えるものはかなり違っている。むしろ「訓練しなければならないのは，当事者をとり囲んでいる人たちでは？」ということを私自身は実感している。病院では，外来患者さんの安全性を担保するために初診患者さんを予約制にしたりするが，あるご家族から，いろんな施設に電話して，ようやく予約がとれたものの，初診前に自殺して亡くなってしまったという話を聞かされたときは胸が詰まる思いであった。

表2　当事者会のタイプ[3), 4)]

	特徴	長所	短所
独立グループ	・国や地方自治体からの統制，および他の当事者会あるいは専門家からまったく独立している	・経験的知識の尊重 ・高いボランティア意識 ・高い仲間意識	・少ない資金源 ・経験に頼りがち
連合（連盟）グループ	・全国あるいは都道府県レベルの最上位のグループをもっている	・最上位レベルのグループのホームページや会報などを利用できる ・専門家との連携がしやすくなる	・独立グループの長所が薄まる
提携グループ	・他のグループ，全国レベルの組織などに従属する	・資金を得やすい ・グループ間の援助がある	・独立グループの長所が薄まる
管理グループ	・専門家によるサポートを受ける（厳密な意味ではサポートグループに属する）	・専門的な管理を必要とする疾患（がんや糖尿病など）では有効	・平等性や経験知識が軽く見られる ・専門家の意識改革が必須
ハイブリッドグループ	・提携グループと管理グループの中間的な組織	・専門的知識と経験知識の両者が尊重される ・自助活動にも専門的な技術が導入される（例：ピアサポーターの訓練）	

ノーチラス会の課題

　当事者のすべてが当事者会になじむとは限らない。当事者会を案内されても実際に参加する人は17％にすぎず[28)]，そのうち，3分の2が4か月以内にドロップアウトしてしまう[30), 31)]。本来，当事者会は継続することに意味があるにもかかわらず，細かいデータはとっていないものの，ノーチラス会でも数年以上継続して会員でいる当事者は多くはない。いかに会員（当事者会への参加者）を増やし，継続していただくかは大きな課題である。

　ピアサポートの効果を確かなものにするために，ピアサポーターも，専門的なトレーニングを受ける必要があるという議論がある[13), 32), 33)]。しかし，当事者会では，参加するすべてのメンバーの対等性が保たれなければならない[3)]。そもそもピアは対等であるからこそ効果をもたらすのであり，プロフェッショナリズムが入り込むこと自体矛盾を生じる。そのため，ノーチラス会では，どのような立場の人であっても"さん"づけで呼び，決して○○先生などという呼び方はしない。ノーチラス会では，電話相談のみ資格者などが対応し，対面交流（ミーティング）の場においては，司会も含め，極力対等性を維持することに努めている。

　しかし，ノーチラス会のミーティングで話される情報は必ずしも正確とはいえず，メンバーは互いの知識をあくまで経験知識であると認識する必要がある。当事者会の基本的な姿は，ほかの組織や自治体などから完全に独立し，自主的に運営されるべきである。だがノーチラス会は，双極性障害が，精神科医にとっても診断が

難しく，治療が困難な疾患であることを考慮し，会員が，よりよい治療（特に薬物療法）に出会ってほしいという願いから，双極性障害の治療のエキスパートに顧問として参加していただき，講演会やセミナーなどを開催している。当事者会にはさまざまなタイプがある（表2）[34]が，試行錯誤を経て，現在ノーチラス会はハイブリッドタイプに近い形で活動を行っている。

ノーチラス会も，かつては，参加者の立場を対等にしようと努力することで，かえって組織の規律が乱れ，運営がいき詰まった時期があった[3]。発足時の理事会メンバーは全員当事者であったが，現在は1人の副理事長，事務局長以外は，精神科医などの専門家（専門家といってもニーズを抱えている人たちなので私は当事者と考えている）[3]が主な運営メンバーである。当事者のみで理事会を運用しようとすると，病状のために理事会に参加できないこともある。さらに大きな問題は，社員総会さえ開催できないリスクが非常に高く，NPO法人として存続していくことは極めて困難である。

現在のようなメンバー構成では，法人の活動を継続することに関しては都合がよいが，組織内のヒエラルキーと当事者会としてのアイデンティティーである対等性を，どう両立させていくのかが大きな課題である。あえていえば，当初，当事者ばかりの理事会に参加した経験からすると，都庁や法務局などの窓口対応は当事者にとって敷居が高すぎる。NPO活動に当事者が参加するためには，制度自体を変えていくかサポート体制を整えていただかなければならないという行政側の問題点も感じている。

ノーチラス会は，公的経済支援を受けずにいるために，活動を維持するには必要最小限の年会費4000円を徴収しているが，その金額さえも当事者にとって負担だという声を聞く。資金が不足しがちであるため，ボランティアによる活動を中心とすることによって，経済的にようやく自立している状態である。かつては，金銭管理が不十分で経済的な破綻をきたすリスクを抱えていた時期もあった。経済的な安定は重要な課題である。そのためにも，多くの医療関係者に賛助会員として参加していただければと思う。

ノーチラス会の展望

ノーチラス会の最終目標は双極性障害に罹った人たちが当事者でなくなること，すなわちニーズがとり除かれることである[3]。しかし，それは決して当事者の病気を治そうというものではない。双極性障害になってもニーズを生じない社会をつくっていこうというものである。そして，それはAnthonyの言葉を借りれば，真のリカバリー，すなわち精神疾患を抱えながらも希望や満足に満ち，貢献するための人生を送るために新しい目的と意味をつくり出すプロセスを得る[35]ということになろう。

リカバリーの概念は1970年代，統合失調症にかかったJudi Chamberlin（アメリカ，1944-2010）が，閉鎖的な治療を受けた経験をしたことで，非自主的な治療から精神疾患にかかってもプライドをもって生きることのできる健康システムへの変換を訴えた[36]ことに始まる。その後，リカバリーの概念は広く浸透し[37]，2003（平成15）年，リカバリーがメンタルヘルスケアの目標として掲げられるにいたった[38]。

一方，日本ではリカバリー概念の導入が遅れ[39]，国際比較における病床数の多さ，長い在院日数が示すとおり，いまだに入院偏重の傾向が続いている。ノーチラス会は，地道に活動を続け，当事者がプライドをもって生きていくことを支援し続けたい。

ピアサポートのスピリチュアルペインに対する効果は，ほかの治療では代え難く[40]，家族へのサポートの重要性もますます増すであろう[24],[25],[26]。世界的には，臨床現場にどんどんピアサポートが導入され[41],[42]入院患者の地域移行へ活用されている[19]。このような流れから，今後，日本においても，当事者会の存在意義は大きくなるものと思われる。

双極性障害は再燃をくり返し，長期に治療を要する疾患であり，患者さん自身の治療への取り組みが非常に重要である。筆者自身，主治医をしている患者さんが診察室で行う心理教育よりも，ピアサポートによってスピリチュアルペインが癒され，治療意欲が高められていることを実感することが多い。このことを多くの医療者と共有したい。しかし，残念ながら医療関係者の多くは，自分が専門家としての視線しかもっていないことに病識がない。当事者から医療者が教えてもらう，つまりは当事者と医療者はどちらが上かという問題ではなく，フレキシブルに，あるいはダイナミックに上下関係を変えつつ，お互いが学ぶ関係づくりをしていかなければならないと考えており，そのためにもノーチラス会が活発に活動していかなければならないと考えている。

謝辞

日ごろからノーチラス会の活動にご協力いただいている顧問の精神科医，理事会のメンバー，会員に心より感謝する。

〈引用・参考文献〉
1）鈴木映二：ノーチラス会（特定非営利活動法人日本双極性障害団体連合会）．精神科，26（3），p.224-228，2015.
2）鈴木映二：サポート体制—双極性障害の当事者会．最新医学，69（6），p.1192-1195，2014.
3）鈴木映二：よし，当事者になろう．精神医学58（10），p.816-817，2016.
4）中西正司，上野千鶴子：当事者主権．岩波書店，2003.
5）鈴木映二：ノーチラスな人びと—双極性障がいの正しい理解を求めて．p.128-138，日本評論社，2015.
6）久保紘章：セルフヘルプ・グループ—当事者のまなざし．相川書房，2004.
7）Katz A. H, et al：Self-help groups in western society：History and prospect. J of Applied Behavior Science, 12（3），p.265-282, 1976.
8）Katz, A. H.：Self-help in America: a social movement perspective. Twayne Pub, 1993.
9）Wollert, RW., Levy, LH., Knight, BG.：Help-giving in behavioral control and stress coping self-help groups, Small Group Research. 13（2），p.204–218, 1982.
10）Borkman, T.：Self-help groups at the turning point: Emerging egalitarian alliances with the formal health care system？. Am J Community Psychol, 18（2），p.321-332, 1990.
11）Sidel, V. W., and Sidel, R.：Beyond Coping. Social Policy, 7（2），p.67–69, 1976.
12）Moeller, ML.：History, concept and position of self-help groups in Germany. Group Analysis, 32（2），p.181–194, 1999.
13）橋本達志：当事者による支援活動（ピアサポート）の現状と課題—PSWとの協働を考える．日本精神保健福祉 日本精神保健福祉士協会誌，44（1），p.4-7, 2013.
14）Solomon, P：Peer support/peer provided services underlying processes, benefits, and critical ingredients. Psychiatric Rehabilitation J, 27（4），

p.392–401, 2004.

15) 千葉理恵, 宮本有紀, 川上憲人：地域で生活する精神疾患をもつ人の, ピアサポート経験の有無によるリカバリーの比較. 精神科看護, 38(2), p.48-54, 2011.

16) 石川かおり, 野崎章子, 岩崎弥生：地域で生活する精神障害者のリカバリーに関する質的研究. こころの健康, 22(1), p.78, 2007.

17) 岩崎弥生, 野崎章子, 松岡純子, 水信早紀子：地域で生活する精神障害をもつ当事者の視点から見たリカバリー―グループ・インタビュー調査の質的研究をとおして. 病院・地域精神医学, 50(2), p.171-173, 2008.

18) 大江真人, 長谷川雅美：セルフヘルプグループに参加しているうつ病者の体験. 日本精神保健看護学会誌, 21(2), p.11-20, 2012.

19) 小砂哲太郎, 水野健, 野村千佳：精神科作業療法へのピアサポートの導入が精神科病院入院患者に与える影響―地域生活に対するイメージや行動の変化に着目して. 東京作業療法, 5, p.51-58, 2017.

20) Pagano ME, Friend KB, Tonigan JS, Stout RL.：Helping other alcoholics in alcoholics anonymous and drinking outcomes: findings from project MATCH. J Stud Alcohol., 65(6), p.766-73, 2004.

21) Riessman F.：The "helper" therapy principle. Social Work 10, p.27-32, 1965.

22) 宮本有紀：リカバリー―変革と実践のために. 医学のあゆみ, 261(10), p.1015-1021, 2017.

23) 野村忠良：スティグマにどう対処するか. 精神科臨床サービス, 10(3), p.384-386, 2010.

24) 蔭山正子：家族が精神障害者をケアする経験の過程―国内外の文献レビューに基づく共通段階. 日本看護科学会誌, 32(4), p.63-70, 2012.

25) 川﨑洋子：家族が期待する支援. 精神科臨床サービス, 10(3), p.284-289, 2010.

26) 山口律子：ソーシャルサポートとしてのMDA-JAPAN. 臨床看護, 31(1), p.29-34, 2005.

27) 坪川トモ子, 小林恵子, 齋藤智子：精神障害者の家族が家族会で経験したピアサポートの内容. 日本地域看護学会誌, 18(1), p.47-55, 2015.

28) Davidson, L., Chinman, M., Kloos, B., Weingarten, R., Stayner, D., Kraemer, J.：Peer Support Among Individuals with Severe Mental Illness: A Review of the Evidence. Clinical Psychology: Science and Practice, 6(2), p.165–187, 1999.

29) Sagarin E.Chapter 3. Gamblers, addicts, illegitimates, and others: imitators and emulators. Quadrangle Books, p.56-77, 1969.

30) Dean, SR.：The role of self-conducted group therapy in psychorehabilitation: a look at Recovery, Inc. Am J Psychiatry, 127(7), p.934–937, 1971.

31) Kurtz, LF., Chambon, A.：Comparison of self-help groups for mental health. Health Soc Work, 12(4), p.275–283, 1987.

32) 栄セツコ：リカバリーを促進するピアサポートの人材育成. 精神障害とリハビリテーション, 20(2), p.128-132, 2016.

33) 松田博幸：精神障害当事者の手によるピアサポート・トレーニング・プログラムの開発―カナダ・オンタリオ州のOPDI Core EssentialsTM Training Projectの事例より. 精神障害とリハビリテーション, 15(2), p.235-240, 2011.

34) 鈴木映二：双極症の当事者会 シリーズ〈気分障害 (気分症)〉. 中山書店, 印刷中.

35) Anthony WA.：Recovery from mental illness: The Guiding Vision of the Mental Health Service system in the 1990s., Psychosoci Reh J, 16(4), p.11-23, 1993.

36) Judi Chamberlin：On Our Own: Patient Controlled Alternatives to the Mental Health System. Haworth Press, p.236, 1978.

37) U.S. Department of Health and Human Services, Mental Health：A report of the Surgeon General. 1999.

38) The President's New Freedom Commission On Mental Health: Transforming the Vision. Retrieved June 21, 2012.
http://www.cartercenter.org/documents/1701.pdf

39) 野中猛：リカバリー概念の意義. 精神医学, 47(9), p.952-961, 2005.

40) 武政奈保子, 村上満子, 野田義和：ピアサポーターのスピリチュアルペインの自己治癒力―地域活動を行う当事者のピアサポート活動に関するインタビュー調査から. 日本精神科看護学術集会誌, 57(3), p.423-427, 2014.

41) 相川章子：プロシューマーの歴史と動向. 精神療法, 238(2), p.253-264, 2012.

42) 濱田由紀：精神障害をもつ人のリカバリーにおけるピアサポートの意味. 日本看護科学会誌, 35, p.215-224, 2015.

私の双極性障害の体験談

語り尽くせぬ語り

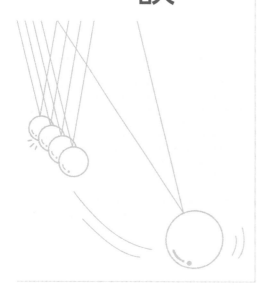

執筆者

玉響たしのき たまゆら たしのき

自己紹介と私見を含めた体験談

　まず，はじめに私の自己紹介をさせていただきます。現在44歳男性独身（一度，結婚経験あり），とある会社でサラリーマンをしています。

　20代に最初のうつエピソードを経験しました。はじめてのうつエピソードは会社を休むことなく，なんとか乗り切りました。うつエピソードから解放されたとき，とても心地よい感覚を体感したこと（たとえば，色が鮮明に感じるなど），うつエピソードから解放されてから仕事がはかどったことも記憶に残っています。

　最初の診断はうつ病でした。はじめてうつに襲われてから2年ほどして2回目のうつに襲われました。それからは約2年間隔でうつエピソードをくり返し，30代後半からは，うつエピソードが酷くなり，会社を1年半ほど休職することを余儀なくされるようになっていきました。

　当時の診断名は反復性うつ。うつエピソードに襲われた際に，二度入院したことがあります。私のうつエピソードは深く，毎回寝たきりになり起きていても横になっていても表現しようのない苦しみ（耐えがたい苦痛）が伴います。もちろん，そのときには決まって希死念慮もつきまといます。

　うつエピソードに襲われた際は，抗うつ薬が

処方されていましたが，まったくといっていいほど効いている感じはなく，ただの気休めでしかありませんでした。深い底なし沼のようなうつエピソードに陥ったときは，抗うつ薬も抗不安薬もどれも効き目を感じません。唯一効き目を感じることができるのは睡眠薬のみです。起床してすぐに睡眠薬を服用する日もありました。言葉では表現できない「生きていること」の苦痛から逃避するために。起きていても横になっていても苦痛なのです。就寝中が耐え難い苦痛から解放される束の間の時間。強制シャットダウン。「このまま再起動しないで永遠に寝続けることができるならば，なんと幸せなことか」と思いながら，ただ耐え難い苦痛を伴ううつエピソードから解放されるのをじっと耐えて待つしかありませんでした。

よく「病気になってはじめて患者の苦しみがわかる」と言います。精神疾患以外の疾患でのそれは，肉体的な痛みに伴う精神的な苦痛のことだと思います。精神疾患は肉体的な痛みはありません。理由のない耐えがたい精神的な苦痛でしかないのです。そう，患者しかわからない根拠のない漠然とした，肉体的な苦痛とは異なる耐え難い苦痛。うつエピソード中の患者がどのような耐え難い苦痛と闘っているかは患者にしかわかりません。それが現実なのです。

自分の体を使った人体実験

話を体験談に戻します。先ほど，「起床してすぐに睡眠薬を服用する日もありました」と書きました。処方された睡眠薬を起床後すぐに服用していれば，次の診察まで睡眠薬の数が足り

なくなります。そこで朦朧とした頭で考えついたのが，自分の体を使った人体実験です。市販薬のOD（オーバードーズ：過量服薬）。市販薬は街のドラッグストアやネット通販で簡単に入手できます。私は某大手ネット通販を利用して，市販されている睡眠改善薬を大量に購入しました。そしてそのいつでもどこでも購入できる市販薬の睡眠改善薬を"シート飲み"することを試みました。ここからが人体実験です。ODし過ぎて苦しむことは理解しているので，まずは1シート（6錠）から服用。すると15分ほどで，耐え難き苦痛が麻痺していく感覚を味わえました。しかし，1シートでは麻痺した感覚を味わえる時間はそれほど続きません。耐え難い苦痛から少しでも長い時間の逃避ができるように，次は2シート服用。体内への摂取量が増えるので，麻痺した感覚はさらに強くなり長く続きます。

人体実験は続く

私は，服用する睡眠改善薬をシート単位で増量していき，自分に合った摂取量を探すのです。さすがに12錠入りの睡眠改善薬を3箱（36錠）一気飲みしたときは，少し後悔しました。効きすぎたのです。希死念慮にとりつかれていましたが，この状態だと本当に死ぬかもしれないと感じたときに，少し恐怖を感じ，自分の体を使った人体実験の答えを得るのです。

ちなみに，私の場合は2箱4シート（24錠）が恐怖を覚えることのない最大摂取量でした。その人体実験の結果をもとに，しばらくは2箱4シート（24錠）で束の間の耐え難い苦痛から逃避することをくり返していくことになりまし

た。

そして，2年ほど寛解状態を維持して5回目のうつエピソードに襲われた際に，病名が双極性気分障害Ⅱ型と診断名が変更になりました。思い起こせば，典型的な双極性気分障害Ⅱ型だったなと思います。反復性うつではなく，双極性気分障害Ⅱ型。立派な障がい者となったのです。私自身は障害者手帳をもっていませんが。病名だけで見ると障がい者。診断名が変更になったとき，私はショックを受けるでもなく，ただその診断をそのまま受け入れるだけでした。そこに何も感情はありません。この文章を書くにあたって，あらためて反復性うつの診断名から10年以上たって双極性気分障害Ⅱ型に変わったとき，なぜ淡々と受け入れることができたのかを冷静に考えてみました。答えは簡単でした。病名は変わっても，うつエピソードに襲われる耐え難い苦痛は変わらなかったからです。

なかば諦めが大切だ

うつエピソードから軽躁エピソードへ移行する際の，なんともいえない耐え難い苦痛から徐々に解放されていく快感，頭のなかがクリアになって思考回路は通電を始め，生きていくことに幸せを感じる感覚。それはもう筆舌に尽くしがたい快楽。この快楽を感じることができる状態が軽躁エピソードなのだと不思議と納得したのです。このような感覚はかなり低い地点から少し高い地点に上がっていくだけのことです。双極性気分障害ではない人にも多少ある感覚なのかもしれませんが，深い底なし沼のうつエピソードからフラットな状態に上がっていく

わけですから，その感覚の振れ幅は大きいのです。それは，双極性気分障害当事者ならではの快感なのかもしれません。深い底なし沼のうつエピソードがあるから感じることのできる快感なのかもしれません。双極性気分障害Ⅱ型と双極性気分障害Ⅰ型では躁エピソードの度合いが異なるので，Ⅰ型の当事者がそう思うかは断言できません。しかし，度合いの違いはあるかもしれませんが，気分が上がっていく快楽は同じなのではないでしょうか。双極性気分障害Ⅱ型の私は，万能感など感じたことは一度もありません。ただ，頭のなかがクリアになって，思考回路が通電して生きることに意味を見出せるだけです。しかし，生きることに意味を見出せて日々を過ごせることは，深いうつエピソードを経験した人だけの快楽であり，その快楽が幸せであると感じています。

死ぬまで完治することのない疾患なので，一度発症してしまったらいまさらじたばたしてもどうしようもないのです。双極性気分障害ははっきりとした原因が解明されていないから。「諦観の念」といえばいいのでしょうか，なかば諦めが大切だと最近やっとわかってきました。この諦めは自分を真正面から受け入れること。真正面から自分の病を受け入れたとき，はじめてこれからの生き方のロードマップが見えてくるのです。そんな偉そうなことを書いておきながら，失敗のくり返しで，日々次に襲ってくる「うつ」への恐怖心に怯えていますが。

何をもって「双極性気分障害Ⅱ型」なのか

　さて，ここまで私見を交えながらの体験談を回顧してみましたが，素朴な疑問に迫ってみようと思います。典型的な双極性気分障害Ⅱ型。では，一体，何をもって双極性気分障害Ⅱ型なのでしょうか？　双極性気分障害Ⅱ型と反復性うつとの境目はいったいどこにあるのでしょうか？　昨今，精神疾患の判断基準とされている「DSM-5」。その判断基準にあてはまるかあてはまらないかで判定されているのでしょうか？そうであれば，ますます「双極性気分障害という病ってなんなのだろう」という疑問が浮かんできます。人によって気分が安定した状態は異なります。双極性気分障害Ⅱ型と診断された私の軽躁エピソードの気分の高揚レベルが，気分が安定した状態の人もいます。気分が安定した状態が高いか低いかだけなのではないかと最近，強く感じます。

　双極性障害では寛解状態のことをフラット＝平坦とよくいいます。フラットの状態は人それぞれです。それは双極性気分障害の患者であってもそうでなくても同じです。謎だらけの双極性気分障害Ⅱ型。当事者がそう思うのですから，この病の治療に取り組んでいる医療関係者の方々は当事者以上にそう思うでしょう。

当事者として自分自身を俯瞰して見えてくること

　20代にうつエピソードから始まり，うつエピソードを反復してうつエピソードから解放されると，頭のなかがクリアになりハイスピードで仕事をこなすことができる。「自動的」に過剰適応してしまうと一気にうつエピソードへ移行する。たとえるなら，私の脳はハイスペックなパソコンのCPU。処理能力が早いCPU。処理能力を超えたときパソコンは熱を帯びシャットダウンしてしまいます。それと同様，私の脳はまさにそんな感じです。

　ここで大事なのは，意識して脳をコントロールしないと「自動的」に処理能力が上がってしまうという事実です。「自動的」，これがいままでの経験から得たもっとも重要なキーワードなのです（客観的に考えると興味深い脳だなと思いますが……）。ちなみに，私の軽躁エピソードは生活に支障がなく，「普通の生活」を過ごすことができる程度です。

看護師を含む支援者に望むこと

1) 脳を休ませる

　さて，今後どのように自分の脳をコントロールしていくか？

　私が経験から得た答えは，「脳を休ませる」こと。とてもシンプルです。薬物療法は必要不可欠ですが，規則正しい生活を送り，脳をクールダウンさせながら生きていく。ただそれだけです。しかし，シンプルがゆえに，これがまた実に難しい。なにせ「自動的」に脳のスペックが上がっていくのですから。

　サラリーマン生活での5回目の休職を最後にするためにも，「脳を休ませる」というシンプルであるがために困難な生き方を強いられなくて

はなりません。次に必ず襲ってくるうつエピソードの恐怖に怯えながら。

うつエピソードをいかに小さく抑えこむかが課題です。まさにその最中にいまの私は生きています。「脳を休ませる」ために，試行錯誤しながら日々生きています。脳を休ませるために何をどうすればいいのか？　現在，私が実践していることは，規則正しい生活です。ただそれだけです。日々の仕事でヒートアップした脳を22：00までにはシャットダウンさせる。睡眠薬の助けを借りてでも。そして，6：00には起床して電源をONにする。フラットな状態を維持するにはセルフコントロールしか方法はないと思っています。フラットな状態から必ず自動的にうつエピソードに落ちていく時期がきます。落ち過ぎないようにすることで，日常生活に支障がないようにするしか選択肢はないのです。

とある当事者の集いで，ある方が言われていた言葉が脳裏に焼きついています。「主治医は自分」。数値化できない病なのだから，本当のことは自分しかわからないのです。「主治医は自分」という表現に妙に納得されられました。

とはいっても，うつエピソードになったときには必ず支援者が必要になります。当事者にとって，心を素直に委ねることができる人が支援者だと思います。身近な支援者は，家族または看護師でしょう。当事者によっては，他者に心を素直に委ねることができない人もいます。しかし，うつエピソードで深い底なし沼に落ちているとき，またはⅠ型の当事者で躁エピソードが激しいとき，他者が何かしら介入せざるを得ない状況になります。

2) つかず離れずの微妙な距離感

支援者＝他者に当事者はどう接してほしいのでしょうか？　「私の場合は」という前おきをして少し整理してみます。

私はつかず離れずの関係，絶妙な距離感（当事者によってその距離感はことなります）に尽きると思っています。当事者が望む距離間を保って見守ってほしいのです。あまりにも心配し過ぎて近寄りすぎると，私は「迷惑をかけてしまって申し訳ない」という自己嫌悪に苦しみます。しかし，耐え難い苦痛で苦しんでいるときに，1人だと孤独感に苛まれます。絶妙な距離感。これほど難しいことはありません。当事者しだいの距離感なのですから。支援者にとっては，当事者ファーストでありながら当事者のわがままに振り回されることになる可能性も高い。支援者にはいちばんやっかいな対応・ケアを求められると思います。私見を含めた体験談に「うつエピソード中の患者がどのような耐え難い苦痛と闘っているかは，患者にしかわかりません」と書きました。極論をいえば，支援者が「双極性気分障害」の患者にならないとわからないです。支援者と当事者との距離感は。

しかし，そうはいっても支援者は当事者の対応・ケアを行わなければなりません。「病気になってはじめて患者の苦しみがわかる」とバッサリと切り捨てるわけにもいきません。当事者である患者がケアを求めたときにすぐに駆けつけることができる場所にいて，そっと見守ってあげることが大切だと思います。私は5回目の休職中に歩道で意識を失い，とある救急病院に緊急搬送されて1か月ほど入院しました。肺塞栓症でした。「そのまま意識が戻らず死んでしまえばよかったのに」と，HCUにいるときも一般病

棟にいるときもそう思っていました。うつエピソードで希死念慮にとらわれていたので，"生かされてしまった"ことに絶望していました。その病院には病棟はないのですが，精神科はありました。その病院の精神科の医師は外来が終わった後に必ず私の病室に顔を出してくれました。顔を見るだけのために，です。この精神科の医師の対応・ケアが私にとっては，理想とする当事者と支援者の距離感でした。つかず離れずの微妙な距離感。「一応，気にはとめているからね」というサインを当事者である患者に送り続けることが，支援者には必要なのかもしれません。

私はこの残酷で魅惑的な病気を愛せるか？

ケイ・レッドフィールド ジャミソンの『躁うつ病を生きる　私はこの残酷で魅惑的な病気を愛せるか？』で書かれているように，双極性気分障害は魅惑的な病でもあることも当事者たちは体感しているのではないでしょうか？　私もその1人です。当事者にとって双極性気分障害は「残酷だけど魅惑的」。まさに双極性気分障害を逆説的に表現したこの言葉が，私はわかります。

私はⅡ型なので軽躁エピソードしか経験がありませんが，軽躁エピソードはとても魅惑的です。頭が冴えて創造性豊かになるのですから。ずっと軽躁エピソードが続けば，なんと幸せな人生だろうと考えてしまうこともあります。しかし，私は双極性気分障害は魅惑的なので恋す

ることはできますが，愛することはできないと現状ではそう思います。

将来への希望

なぜに厄介で面倒な病気（双極性気分障害にかかわらず）が人間にはあるのでしょうか？

著名な専門家の方々が世界中で原因追及の研究をされています。いつの日か，これから生まれ来る子どもたちが，厄介で面倒な病気に罹患しない時代が来ることを祈ってやみません。

一方で，完治しなくても原因がわかりさえすればいいとも思っています。魅惑的で残酷な病気を愛せる当事者はセルフコントロールしながら自分の才能を発揮し，愛せないと思った当事者は完治させればいいと。原因が究明されて治療法に選択肢ができたとき，私たち当事者は真の「安泰」を得ると確信しています。

最後に，当事者でありながらいまを「生きて」いる方々，こんな私を認めてくれている同僚や会社，たゆまぬ努力で双極性気分障害を研究し続けている世界中の研究者の方々に感謝いたします。最後に私の座右の銘をいくつか紹介して筆をおかせてもらいます。

Margaret Drabble氏の言葉。
When nothing is sure,everything is possible.
そして金子みすゞ氏の詩の一節。
みんな違ってみんないい
双極性障害であった中島らも氏のコピー。
こころだって，からだです

双極性障害とともに「生きる」こと

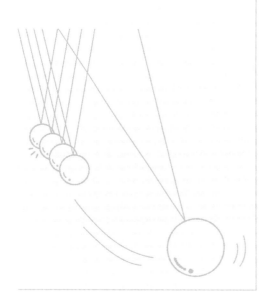

執筆者
▼

番田れいし ばんだ れいし

私の元配偶者，タクト

　医療を提供する側に立つ人（医療者）は，双極性障害を抱えながら生きる側の人（当事者やその家族）とは違うものの見方ができる。医療の枠で見ると双極性障害は薬でコントロールが可能な病気だが，当事者やその家族は，薬でコントロールしたのも束の間，一向に回復しないこと，もしくは再燃に怯えながら日常を送る。当事者やその家族と，そうでない人とは，双極性障害とともに生きることへの認識のレベルが違うのだ。そして，当事者やその家族は，双極性障害と共生することの意味を一生涯にわたって問い続ける。

　私の元配偶者（タクト）は双極性障害で死んだ。40代後半だったタクトは，1年3か月の闘病生活中に，4回の入退院をくり返し，そのうち3回は医療保護入院だった。自分が納得しないままの入院を3回も経験したタクトは，躁状態になると，「れいし（私）のせいでこんなトラウマを負ってしまった」と怒り狂い，自身の太ももを殴打していた。医療保護入院のたびに暴言を吐かれ，私は憔悴しきってしまった。ある日，私は亡くなる直前まで入院していた病院の医師からタクトの今後について，入院継続の提案を受けた。しかし，火中の栗を拾うがごとく，私

は「入院継続の意思をここで告げると，4回目の医療保護入院になる。タクトの怒りは，私にとっての耐え難き痛みなので，今回は本人の望むように退院させてほしい」と電話で伝え，その週末に退院した。タクトは退院日，家路に向かう途中にある自分の経営する会社事務所で「トイレに行く」と言ったまま帰らぬ人となった。

はじめての入院

うつ状態が酷く，タクトは自宅療養中，薬を飲んで食事をするのが精一杯だった。休職した負い目があり，外出することを極端に避けていた。私は，在宅介護の条件として，2つのことをタクトにお願いをした。1つは，希死念慮は仕方がないので我慢せずに私に話してほしい。行動に起こす兆候があれば入院を検討してほしいということ。もう1つは，食事が丸1日入らなくなったときは，在宅介護では無理なので休養目的で入院してほしいこと。

タクトは，私が提案した条件をクリアするために，あらゆる努力をした。うつ状態で精神科病院にはじめて入院したときも，さまざまな書籍を読みあさり，抗うつ薬のことについて勉強し主治医にはさまざまな提案をした。退院後は，2週間に一度の外来受診で様子を見ていたが，やがて躁転することとなる。

躁転したときのこと

朝，寝室から軽やかな足どりでリビングに降りてきたタクトは，「僕，うつが治った。これか

ら，S銀行に借入金の借り換えをする。毎月，A銀行の行員が自宅に来て僕の状況を確認に来るんだ。れいしは昼間，家にいないから知らないかもしれないけど，もう，A銀行のプレッシャーはいやなんだ」そう言った。そのとき，私は躁状態になったタクトを見て安堵した。"上がった"ほうが嬉しいというこの感覚は特有のものだ。これが後々の私の後悔につながる。あのときのタクトは，確実に躁状態だった。

二度目の入院

その2日後に，タクトは大量服薬して精神科病院にまたもや入院となる。救急車のサイレンは近所では目立つので，私は家から離れた道端で救急車を出迎えて道案内した。抗精神病薬を内服中のタクトは肥満気味で，2階の寝室から降ろすのは，男性2名でも苦労した。帰宅途中の中学生が，見て見ぬふりをしてくれたことは何より救いだった。

「タクトさん，あなた，なんで大量服薬したの？」と問いかけたところ，「意識をとめたかった。運がよければ助かるし，運が悪ければ死ね，どっちもラッキー」と語った。タクトの運を決めるのは同居人の私なのか……。はじめて大量服薬したタクトを見た私は，大きな心の傷を負うことになる。大量服薬から回復までの経過は見るに堪えなかった。意味のない言葉を羅列し，大声で絶叫し，暴れて点滴が漏れやすいせいか両腕を拘束されていた。おむつを着用したタクトを見るのはつらかった。1年前は自分の家族にこのような出来事が起こるとは想像していなかった。社会で活躍していたタクトに戻

れるのはいつごろなのか，予測がつかない経済不安，これら耐え難き痛みに押しつぶされそうだった。

食事がとれ，動けるようになると，激しい攻撃が主治医や看護師，あげ句のはてに私にも向けられ，「こんなひどい扱いをするなら，君と離婚する」と言われた。離婚するとタクトの面倒を見る人は誰もいないことを主治医に説明したところ，「後見人を立てるしかない」と言われた。自営業だったタクトは，社会保障と職業継続の可能性について大きな不安があり，それが症状を悪くさせた。私は，病気で苦しんでいるタクトを見放すことができず，離婚しないことにした。当時の主治医は，「奥さんには奥さんの人生があります。こういう場合，『ご自分の人生を大切にしてください』と言うようにしています」と言ってくださった。私に心配りをしてくださった親切な主治医の言葉を聞きながら，「自分の生き方は，自分が決める」，そんな言葉が頭に浮かんだ。タクトは病気であって悪者ではない，私はそう信じることにした。

二度目の退院と急変

その後，タクトは退院し二度とその病院を受診することはなかった。在宅で過ごすタクトは，「自分は双極ではない，入院によるストレス反応だ」の一点張りで，抗うつ薬も気分安定薬も飲まず，眠剤のみで過ごした。徐々に躁状態が激しくなり，会社関係者に電話して私に対する不満をぶちまけ，私は自分の身の安全のために実家に戻った。その3週間の間で事態は急変したのである。

夏の暑さは躁状態を悪くさせる。お盆明けに決定的な出来事が起こる。タクトから，「れいし，お盆中にそっちの実家で何か悪いことが起こらなかった？　泥棒とか？　命を狙われてるような……」と連絡を受け，ダダならぬ発言に，心配性の私はタクトに慌てて会いに行った。私を攻撃する発言であれば，近づきたくないのだが，家族のことを心配するタクトは，「人間として話し合う余地がある」と思ったのだ。

タクトは，寝室で全裸になり，両手をあげて意味不明な言葉を発していた。明らかにおかしい。私は慌てて車に戻ろうとしたが，タクトから腕をわしづかみにされた。タクトは，「今日は，特別な日！」と，これまで聞いたことのないような声で叫びだし，冷蔵庫内の標示シールを必死で何度も何度も読みあげ始めた。表情の険しさに恐れをなした私は，目の前に偶然置いてあった包丁を，そっと引き出しのなかに隠そうとした。ところが，すかさずタクトは包丁を私の手から奪い，（そのとき，私は刺されると思った），私からいちばん遠い位置に，ていねいな手つきで包丁を置きながら，引き続き大声で，冷蔵庫内の標示シールをくどくどと，しばらく読みあげ続けた。私はその場から逃げ出した。

「れいし，いま，ガスを舐めてる。ガスってまずいね……」。意味がわからないが，逃げ出した先からかけた電話越しにシュー，シューとガスが漏れているような音がするのである。「タクト，あんたいま，ガス管ひねって死のうとしているの？　近所迷惑だから，警察を呼びます」と言って，すぐに110番した。110番対応のオペレーターから「奥さんはすぐに自宅に戻ってください」と言われたが，そこまで自分を傷つける必要はない。ここはタクトに任せよう。そう

だ，嫌がるタクトを説得するにはおまわりさんに手伝ってもらおう。

私が来るまで，根気強く派出所のおまわりさんが私の携帯に連絡をくれたのは助かった。双極性障害の家族である私は孤立無援だったが，おまわりさんは親身になって支援してくれることがうれしかった。タクトは私が来るまでの間，おまわりさんにいろいろなことを吐露したらしい。医療保護入院は不本意であること，これまでがんばってきたのに病気になって事業がうまく回っていないこと。自宅で私を待つ間，2人のおまわりさんがタクトの話を聞いてくれたことがうれしかった。私たちが住む家のなかで，誰にもいえない話を親身に聞いてくれる他人の存在を感じることは大きな意味がある。おまわりさんは，「旦那さん，とにかくいまは治療が必要だよ。このまま，何もせずにここにいたら，死んじゃうよ。奥さんが困ってるよ。ちゃんと病院に行こうよ。みんなたいへんなんだよ。旦那さんだけじゃないんだよ」。そう説得してくれて本当にうれしかった。私たちは孤独じゃない，支えてくれる人がこの町にいる。

のかもしれない。他人事のような感覚で，自分を眺めるもう1人の自分がいる。私の心は疲労を越えて解離していた。

へとへとになった私は，やっとの思いで受け入れ先の病院に着いた。4時間前にはパトカー4台のお世話になったタクトを，私は1人で病院駐車場まで運ぶことができた。あとは，駐車場から病院入り口まで連れて行けば目標地に到達できるのだ。だが，最後になって踏ん張りがきかない。車から降りたタクトが逃げそうで怖い。今日は，いままで生きたなかでいちばん，永い1日だった。こんな簡単ですぐにできそうなことに苦慮する自分がいる。介護疲れで疲労困憊していた。そんな説明をする元気もなく，「お願いですから看護師さん，手伝ってください」と言うと，今度は「女性スタッフだけで大丈夫ですか？　男性スタッフが必要ですか？」と質問され絶句した。まずは，タクトの様子を見てほしい。本来は穏やかで優しい人だ。「病気が彼をそうさせているだけなんですよ！」。心のなかで叫びたかった。結果的に，ここが最後の病院になった。

そして，三度目の入院

タクトを乗せた車を走らせ，私は受け入れ先の病院に行った。後部座席のタクトは，窓を全開にしてよくわからない歌を大声で歌っている。周囲の人が私たちをじろじろ見ている。そういえば，以前，同じような光景を見た。助手席の若者が窓を全開にして，トランス状態のように大声で歌っていた。きっと身近なところで，躁状態の対応に苦慮する家族や友人たちがいる

医療関係者の方々へ

タクトが最後に入院した病院に対し，家族の立場としてはさまざまな思いがある。主治医に対しては，対等に話し合いができたと感じた。1年3か月の間で主治医が3人も変わると，家族も医師との接し方のコツをつかんでいく。医師は症状の経時的変化を知りたいので，私は短い時間でわかりやすく伝わるようにメモを書き，受付の際に事前に渡して，診察時間を有効に活

用し，タクトと先生がスムーズに話せるように工夫した。主治医の診断はそれぞれ大切にしているものがあり，これまでの臨床経験にもとづいた説明がなされ，それは家族である私にとって納得のいくものだった。

病棟と外来で同じ医師が治療してくれたおかげで，切れ目のない支援をいただき，とても感謝している。一方で，看護の場合は病棟と外来で寸断されている印象がある。入院中の出来事を外来看護師に理解してもらうために，何度も何度も家族がハブになって説明しなければならない。看護職の方が今後検討してくれればよいと思う。私のような思いをほかの家族にはしてほしくない。

自助グループに加わり，考えること

タクトの短かった介護生活を振り返ると，わたしは孤独とどう向き合ってきたのだろうか。タクトが生きていた時間は，私もタクトも必死だった。些細な変化が生きる希望だった。「変化」というのはうまくいったことや，そうでなかったことも含まれる。うまくいかなければそれをしないようにする。うまくいったらそれを再度やってみる。実験的な試みをくり返しながら生活したので，私自身は孤独と向き合うよりも希望を見つけることに必死だった。

双極性障害で亡くなってしまうと，残された家族は後悔しか残らない。そもそも，タクトは社会人として有能で魅力的な人だった。仕事をとおしてたくさんの人に愛されていたし，自分の仕事が天職だと語っていた。亡くなった後，耐え難き痛みに向き合うために私は双極性障害

の自助グループに加わり，当事者やその家族と仲間になった。その交流のなかで少しずつ孤独から解放された。

「自分の欠点はやりすぎてしまうこと」。タクトは激しい躁転の後にちゃんと内省していたが，最後まで，「自分は双極性障害なのだろうか……」と自問自答していた。ここからは私の推察だが，病を受容したがゆえに将来に絶望したのかもしれない。最後の病院に入院中，少し元気になったタクトのリハビリの一環として散歩を提案してくれた看護師がいた。タクトも毎日の日課にした。しかし，そう長くは続かなかった。「だって，看護師は他人だから仕事的な散歩なのよ。心から楽しそうにしてないんだよ。」

健康になるための方法は自分で見つけるしかない。うまくいけば希望になるが，打つ手がないと想像するだけで，人は容易に孤独になる。双極性障害の苦しみは外見から他人に見えないので，まずは自分で努力するしかない。一緒にいる家族でさえ，手伝えることと手伝えないこともある。「普通に戻れない，いままでできたことが普通にできない」。常々そう言っていたタクトは孤独と戦っていたので，人の真心をとおしての希望がほしかったと思う。

いま思えば，私も支援を必要としていた。介護者としての希望を見つけることに必死だったので，本人の孤独に向き合う心の余裕がなかった。しかし，タクトの寛解を心から望んでいたのは事実だった。当事者のリカバリーを心から願う家族に支援があれば，助かる命もあるように思う。そんなことを看護師のみなさんにご理解いただけると，家族の1人としてことのほかうれしい。最後まで読んでくださり感謝申しあげます。

双極性障害当事者とその家族の命のために看護ができること

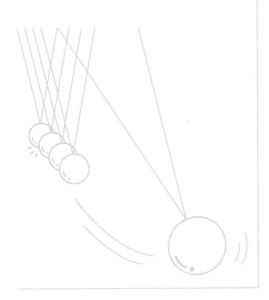

執筆者

日本赤十字九州国際看護大学
メンタルヘルス領域（福岡県宗像市）
教授
髙橋清美 たかはし きよみ

　双極性障害に向きあう当事者とその家族，医療関係者やNPO法人ノーチラス会関係者各位から，真実に迫る原稿を拝読し，本領域の看護について深く考える機会を与えていただいた。筆者自身もノーチラス会北九州地方会の世話人として活動していることも踏まえつつ，本稿では，双極性障害を抱える方々の命のために看護ができることについて触れていきたい。

家族への看護に関する考察

　治療に対する正しい知識を看護師自身が十分に理解することはいうまでもない。それをふまえて疾患に対する基本的な治療は，薬物療法，心理教育，睡眠と覚醒リズムを含む日常生活リズムを一定の時刻に保つことであり，これらによって再発防止がはかられるのは自明である。さらに重要なことは，看護は，病がある人を対象としているため，その人にとって意味あるものになるように，生活のなかで支援を工夫することである。

　躁状態にある患者への看護では，看護者が患者の攻撃性や易怒性に巻き込まれてしまうと関係性の破綻が生じやすいため，看護教育では患者—看護師関係を形成するためのコミュニケーション教育に重点をおいている[1]。躁状態の患

者とつかず離れずの関係性を構築するには，まず時間をかけながら，自分という看護師が「あなた」という対象者に関心を寄せていることを伝えることである。そのためには言葉と表現力によるコミュニケーションが大切だ。

躁状態の患者との適切な関係性については，筆者は交流分析の考え方を用いて，人間の自我状態のうちの大人（adult：以下，A）の部分を用いて，患者とのコミュニケーションを行ったところ，双方向的で好ましい交流をはかることができたことを報告した[2]。なお，大人の自我状態とは，物事を客観的にいろいろな角度から検討することであり，コミュニケーションの一例として，看護師を攻撃する患者に対して「なぜそのようなことを言うのですか？」と質問することがあげられる。激しい躁状態があり，何度も自殺未遂をしたある女性患者の事例[2]だったが，その方は家族から実に大切にされていた。この患者は，夫から「絶対に自殺だけはだめだ。人生がうまくいかなくなったときに自死というコーピングを子どもに見せてしまうと，子どもが将来つらくなったときに，ママみたいに死ねばいいと思ってしまうよ。子どもは親の背中を見て育つものだ」と言われ，希死念慮が来るたびに夫の言葉に励まされてここまで生きることができた，と教えてくれた。

当時，独身だった筆者は，双極性障害の家族と生きることの意味や，夫婦でいつづけることの情の深さを教えてもらい，実に感動した。本特集で鈴木氏が述べるように「医療関係者の多くは，自分が専門家としての視線しかもっていないことに病識がない，当事者から医療者が教えてもらう（略：p.021）」とは，まさにこのことで，実のところこの事例において，筆者は医療

者としてあまりに未熟すぎたので攻撃のターゲットになったのだが，そのことによって，逆に患者さんの言葉が，しっくりと入り込んだのだろうと振り返る。

p.028からの番田氏に関しては，1年3か月の在宅介護におけるバーンアウトに対して，どのように看護が支援できるかについて考えたい。

バーンアウトとは，仕事上のストレスに長期的にさらされた結果，"ふつうの働く人々"に起こる否定的な心理的反応であり，疲弊感，シニシズム（仕事への熱意や興味，関心の喪失で心理的に距離をおく態度），職務効力感の低下のことをさす[3]。「タクトは病気であって悪者ではない」「病気が彼をそうさせているだけ」と語られていることから，双極性障害の知識や対応に理解があるご家族である。主治医からの「奥さんの人生を大切にしてください」という声かけに，「自分の生き方は，自分が決める」としていることからも，自己決定に対する主体性が明確な方だ。しかし，躁転したタクト氏の怒りに対し，深く耐え難き痛みを抱えていたこと，医療保護入院が必要なほどの状態にもかかわらず，火中の栗を拾うがごとく，本人のいいなりになってしまっていたことから，バーンアウトの可能性が十分に考えられる。鈴木氏が触れるように，セルフヘルプグループを通じたスピリチュアルペインに対するケアも必要と考える。

辻氏がその記事の冒頭で述べたとおり，双極性障害は当事者家族にとって，魅惑的な病気でないことは明確だが，番田氏が触れているように，「タクトは社会人として有能で魅力的な人だった，仕事をとおしてたくさんの人に愛されていたし，自分の仕事が天職だと語っていた」という思いに対して，看護がはたす役割は大いに

あると考える。当事者の強みやよさをいちばん知っているのは家族だ。しかし躁とうつという気分の波は当事者の発言や行動を逸脱させる。家族は，当事者の強みやよさ，そして，発言や行動の逸脱性，この両局面をそのままの当事者として受け入れることへ長きにわたって戸惑う。さらに，寛解の時期は個人差があるため，見とおしの立たなさ自体が大きなストレスとなる。

家族の長きにわたる戸惑いや見とおしの立たなさを支えるのが看護だからこそ，在宅で介護を続ける家族に対し，対話をとおして家族と看護がわかりあう時間を共有することには意味がある。それ自体が，患者や家族の命を支えることにつながると考えるのである。

酒井[4]は，「優れた介護においては，特定の人への過度な依存が上手に避けられている，だからこそ，要介護者であっても，何かに隷属することなく，自らの幸福を自分の意思で追及する自由が残される（自己決定の原則）」と述べている。家族であっても支援が必要な状況であれば，複数の支援者がいたほうが，隷属するよりも自由度が増す分だけよいはずだ。今後，当事者・家族を複数人で支えられるような地域精神看護サービスの発展をおおいに期待する。

当事者に対する看護への考察

秋山は双極性障害の再発の早期発見に関連して，医師，患者に加え，1人以上の支援者（エピソードの早期発見・早期介入を支援できる近しい人で，双極性障害に関する十分な知識をもち，患者と常日頃からコンタクトがとれる，患者と利害関係がない人）で早期症状のリストを作成しておくという[5]。また，妥当性のある早期症状について，規則性（同じタイプのエピソードでくり返し見られる），認識可能性（思考や感情の変化は自分で気づきにくいため，早期症状としては行動に関する兆候を選んだほうがよい），一致性（当事者と支援者で見解が一致した症状），対応可能性をあげている[5]。

双極性気分障害II型の症状の場合は，激しい躁状態がないため，早期発見や予防対策をつかむことが難しいのだが，玉響氏の記事からは学ぶことが多い。玉響氏の場合，「認識可能性」として，うつから軽躁エピソードに移行する際の思考と感情は，「頭のなかがクリアになって思考回路は通電を始め，生きていくことに幸せを感じる感覚」だとし，そのことは，深いうつエピソードを経験したからこそ，認識できるという気づきが述べられている。

リカバリーとは，障害をもつ人自身の回復の見方をさすものだ。Anthony[6]はリカバリーの定義として，①専門家の介入なしに起こる，②リカバリーの共通点はリカバリーを必要とする人々を信じ，支持する人々の存在である，③リカバリービジョンは精神疾患の原因に関するその人の機能ではない，④症状は再発してもリカバリーは可能である，⑤リカバリーは症状の頻度や持続時間を変える，⑥リカバリーは直線的な過程ではない，⑦病気の影響からのリカバリーは，時には病気自体の回復よりも難しい，⑧精神疾患からのリカバリーは「本当に精神疾患」ではない，ということを意味するのではない，としている。

今後，地域での精神看護サービスを展開するにあたり，双極性障害を有する当事者と対話

をとおした看護を醸成するには，看護師が1人の人として対象者と語り合うことが求められるのであろう。ただ，前述のように，リカバリーは必ずしも専門家の介入がなくしても起こりうる。だからこそ，当事者にとってほどよい距離感で，困ったときにコンタクトがとれる存在として支援に臨む姿勢でいることが重要だと考える。

玉響氏の記事をとおして，うつ病エピソードでの看護について深く考える機会をいただいた。私自身，北九州市でうつ病家族教室を10年経験させていただいているのだが，在宅でうつ病者を介護する家族の苦悩をずいぶんと聞かせていただいた。家族自身が疲弊してかかわることを半ばあきらめている家族もいれば，玉響氏が述べたように，支援者が心配しすぎて近寄りすぎると，当事者の自己嫌悪につながることがある。特に家族の場合だと，家庭内でどこまで踏み込んだらいいのかわからないという話を家族から相談を受けることがある。同じ家に住みながら，顔を見ないようにLINEで最低限の会話をして工夫しているという話も聞いた。看護を創造するには，常識にとらわれることなく試行錯誤，意外性や発見することの，あえていえば楽しさやユーモアが必要と考える。

看護が発信できるもっと多くのこと

鈴木氏がp.015で述べるように，「そもそも当事者とは疾患にかかった本人とは限らないのであり，本人にはまったく問題がないにもかかわらず，社会によって問題を抱えさせられたニーズを持たされた人びと」である。障害をもちな

がらその人らしく生きていくことは，人権として保障されるべきである。そう考えると，双極性障害に対応していない社会自体，つまり，双極性障害当事者やその家族の困難や疲弊に対応していない社会を見直していくために，看護から発信していく何かがあるように考える。筆者は，ノーチラス会に参加されるみなさまとお会いするのが本当に楽しみである。そこで語られる内容から，障害をもちながら1人の人間として真摯に病いと向き合い，自分らしい生き方を工夫するさまざまな知恵を教えていただいている。当事者から学ぶ場であり，筆者も普段の役割を横におき，お互いが安心して対等に発言できる場だと認識している。

本特集について，読者のみなさまは何を思いどうお感じになったのだろうか。お会いする機会があればぜひ，感想を聞かせていただけると幸甚である。

〈引用・参考文献〉
1）髙橋清美：はじめての看護実習 基礎からステップアップ 看護コミュニケーション．へるす出版，2014.
2）古川（髙橋）清美，寺尾岳ほか：交流分析を活用することにより，患者と看護婦の関係改善がなされた躁病の1例．看護学雑誌，60（12），p.1148-1150, 1996.
3）北岡和代，増田真也ほか：バーンアウト測定尺度 Maslach Burnout Inventory-General Survey（MBI-GS）の概要と日本版について，北陸公衆衛生学会誌，37（2），p.34-40, 2011.
4）酒井穣：ビジネスパーソンが介護離職をしてはいけないこれだけの理由．ディスカヴァー・トゥエンティワン，5, 2018.
5）秋山剛，尾崎紀夫：躁極性障害の心理教育マニュアル 患者に何をどう伝えるか：医学書院，p.121-126, 2012.
6）Anthony,W.A.，濱田龍之介訳：精神疾患からの回復—1990年代の精神保健サービスを導く，精神障害とリハビリテーション．2（2），p.145-154, 1998.

どん底からのリカバリー WRAP®を使って。

第4回 読者との対話③（WRAPをつくる・前編）

アドバンスレベルWRAP®ファシリテーター
増川ねてる ますかわ ねてる

みなさん，こんにちは，増川ねてるです。

令和2年が始まりましたね。令和のスタートは5月だったから，令和2年ではあるものの，令和はじめてのお正月。令和はじめての1月です。

今年は，どんな年になるのかな……。

僕は，先月は「WRAPを使う」ということに関して書きました。今月は（新年最初の文章），「WRAPを使う」ということと，「WRAPをつくる」ということに関して書いてみようと思います。

WRAPは，プログラムというだけではなくて，実際の生活です。そのことを，（時計を戻し）2019年の12月23日，月曜日から書いていきます。

どんなふうに，ねてるがWRAPを使っていたのか……。

WRAPを日常の暮らしで使う

12月23日（月曜日）。この日，なんとしても連載4回目のこの原稿を書かないといけない。読者の方と月に1回の対話の機会をもつように

なってから約半年。編集の方とのこの時期のやりとりも日常のなかに入り，この僕の「文章を書く」という行為も日常のなかに入ってきている。ああ，今月は，このことを考えることができるんだ，それを読んでくれる人がいるって幸せだな……でも，いざ書くってなると緊張する。どんな風に文章は読まれるんだろうな。ああ，緊張するな，朝から（正確には一昨日から）思っていた，そんな日です。

12月20日（金）に担当の編集さんから連絡があって，「ねてるさん！　今月，年末進行なので原稿，早めが嬉しいです。たとえばクリスマスとかに！」

それに，僕は「クリスマスでしたか。ありがとうございます。がんばります」。原稿を書くこと自体はとても好きなことなのでぜひやりたい。楽しみたい。問題は，ただ時間。"クリスマスまで"に応えるとなるとどうしても，「今日」書かないといけない。今日は，そのタイミング。

朝，五反田の東京医療保健大学でゲストスピ

ーカーとしての講義をして，午後からは埼玉県精神医療センターでのWRAPクラス。17時少し前に医療センターを出て（……いつもなら，クラス後に少し休憩をしてから病院を出るのですが，「今日は早く東久留米のホテルについて原稿を書きたい！」ので，休憩なしで医療センターを出てきた）「まだ，5時台だ。さあ，今日のホテルに向かって，そこで原稿書きをしよう！」とニューシャトルの丸山駅から，大宮駅まで出てきました。いつものスーツケースと，黒い鞄と，リュックを背負って。

駅構内，帰宅ラッシュの少し前。荷物は重いし，人の列は混みだしていて……。「疲れた～」って声が自分の口から漏れました。そういえば，昼は昼で，「あ～，疲れた」って，乗ったエレベーターのなかで言っていたんだっけ。

はたして，この状態で，僕はみなさんと対話をする文章を書けるのだろうか？

僕は，JRの改札に向かう足をとめ，乗り換え通路にあるマッサージ店に行くことにしました。体をほぐしたほうがいい。

「すみません，これからすぐって大丈夫でしょうか？」「あ，はい，いまならすぐにご案内できますよ」

「なら，これから，お願いします。……あの，荷物がたくさんあるのですが，大丈夫でしょうか？」

「はい，こちらへ。奥でお預かりいたします」「ありがとうございます」

足湯をしてから，リフレクソロジー。「老廃物溜まっていますね」「痛いです，ここはどこですか？」「そこは，胃ですね」「そうですか……最近ストレスも多くて。あ，いまのここは

どこですか？」「ここは目です。疲れてませんか？」「はい，もう1か月半眼科に通っていまして。ものもらいが治らなくて……」そんな話をしてました。

「疲れたときには，どうしたらいいんですかね？」「睡眠がやはり大切だと思いますよ」「そうですか……よい睡眠。そのために，何かお勧めありませんかね？」「寝る前に，胃腸を温めるのがいいですね。白湯とかいいですよ」「なるほど，白湯ですか」「はい，コーヒーとかカフェインが入っているものではなくて，ハーブティとか，白湯とか。あと，ほっとアイマスクもいいですね」「ほかには？」「あと，温泉とかも」「温泉，いいですよね！ 自分は，旅が多いから，温泉行きますよ。お勧めあります？」「私は，最近埼玉に出てきたのですが……このへんも温泉，草津とかありますよね」「はい！」「東北も，いいところありますよね。僕は，秋田の乳頭温泉，今年行ったらすごくよくて，来年も行くんですよ。あと，……あの，福島なら，二本松の……なんでしたっけ？」「岳温泉！」「そうそう，そうそう，岳温泉！ 詳しいんですね！」「いや，地元です。出身が二本松です！」「え，なら，浪江焼きそば知ってます？」「はい」「わっ。コーヒータイム知ってます」「はい。あの，ガラス張りのところですよね。高校生のときに，あのあたりにいましたから……」「そうなんですか。コーヒータイムさんの仕事で僕は二本松に行っていたんです……そして，仕事が終わってからみんなで岳温泉」「そうなんですね。震災の後ですよね」「はい，震災の後……」

もしかしたら，もしかしたら，お見かけしているかも……。あの時期，あのとき，コーヒー

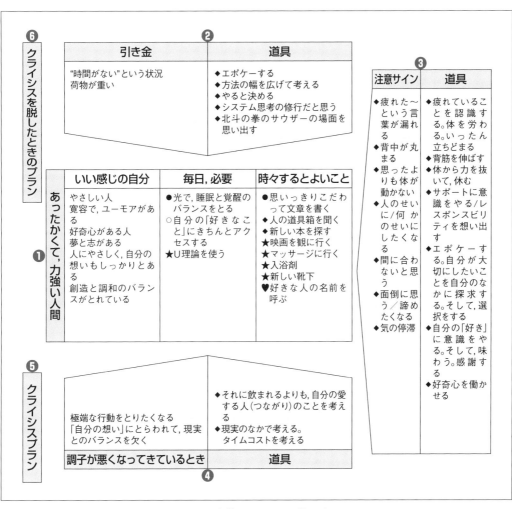

図1　自分のWRAPの使い方

タイムのところで確かに高校生たちが数人いて……そんな光景が思い出されてきて。

「震災のとき，部活中だったんですが，本当に怖くて。音もすごかったし，本当に体育館の床が波うって。泣いちゃう子とかもいましたし。もう，親にも会えないかもと思ったり。電話も，公衆電話は無料で使えて。だから，私も，そういう困難があったことが，その経験が何かの役に立つかなって思ってもいて」。僕た

ちはそんな会話をしていました。

僕のWRAPの使い方

図1のように，僕は，WRAPを使っています。「いい感じのときの私」をベースにおいて，「毎日必要なこと」を確実に行い，そこに「時々するとよいこと」を合わせていく。そして，やってくる「引き金」のときに確実に道具を使い，

「注意サイン」に耳を傾け（……無視しないというセンスです！），それが「いい感じのときの私」からさらに離れそうな方向性を感じさせるなら道具を使うようにして，もし「気持ち」や「行動」が④に入りそうに思ったらすぐに道具をもち出し使う。このいま，自分がどこにいるかを知ることと，自分の道具をそのタイミングタイミングで適切に使う，をするということ。（それぞれの「プラン」で，「道具」の使い方のコツというものがあります。それが，おそらく「WRAPを使う」ということに関しての大事なセンスだと思います）。

　そして，ポイントは，先月お話しをしましたように，「自分の道具」を「的を外さないように使う」ということ。

　どんなに効果的な道具でも，的を外したら意味がない。

　たとえば，先ほどの話であれば，そのときに「マッサージに行く」が「自分の道具」だとわかっていても，①必要ないときに行ったのでは，お金がもったいないし，時間も使いすぎてしまう。②ちょっとしたときにも行くようになったなら，僕にとってはそれは「依存」を意味するので，よくないこと。③でも，もったいない，もったいないで，使えなかったら，そもそもが「効果」をもつことがない。要するに，適切なタイミングで「マッサージに行く」が使えることがとても大事なのです。

　WRAPがあって，よかったと思います。

　それは，シンプルに，自分の扱い方を学ぶことができ，自分を扱うこと（それは「自分の道具」を使うことになりますが……）がだいぶ見えてきた実感があるからです。

　僕は，WRAPをつくり，使うことをとおして，「自分の扱い」を学んできましたが，さて，みなさんは，どうやって"自分の扱い方"を学んできましたか？

　いつか，お聞かせいただけると助かります。

〈後編へ続く〉

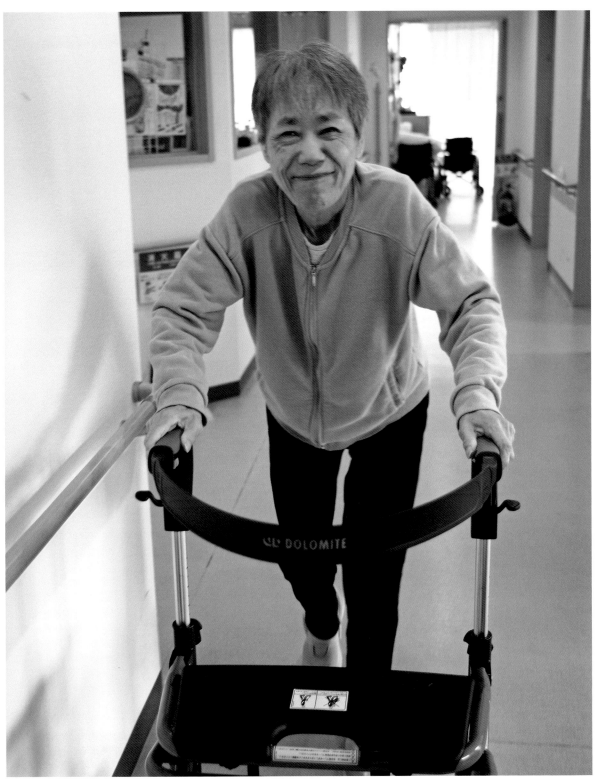

精神障害者高齢対応型
グループホーム **おきな草・福寿草**

神奈川県横浜市

close up
クローズアップ

最寄り駅の相鉄本線和田町駅から徒歩15分。横浜市保土ケ谷区，坂を上った静かな土地にグループホームおきな草・福寿草はある。看護・介護から看取りまでを掲げて運営されている当施設は，長期入院を余儀なくされていた方など，精神障害のある高齢者を受け入れている。人生の最期のときを地域で，そして安心のなかで過ごしてもらいたいとの気持ちから，緑の香りとやわらかい風の吹き抜けるこの場所を選んで建てられた。

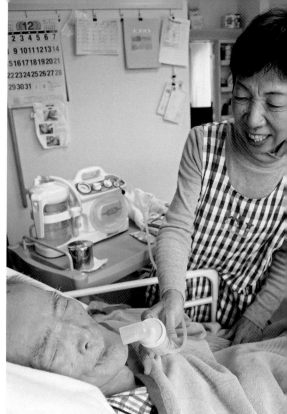

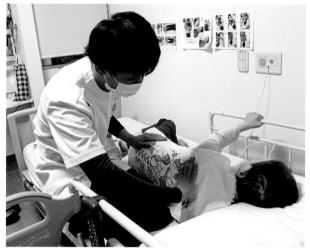

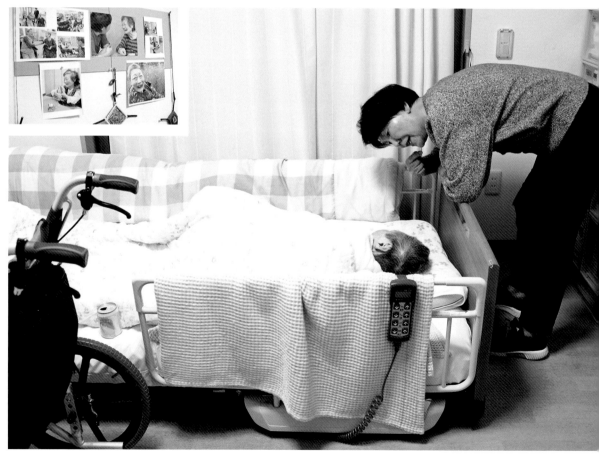

「せん妄が頻回で1日中，または数日と意識を閉ざし苦渋に満ちた表情でじっと耐えています」。成年後見人さんの「精神科のベッドで寝ているだけの生活からなんとかしてあげたい」という強い願いで入居となったけれど，どうしてあげることもできていないと，かかわる側も心が弱くなることがある。でも，「わずかな瞬間にもこんな笑顔が生まれている。この瞬間を積み上げていけばいいのだ」と自分たちの気持ちを鼓舞するために，笑顔の写真をあえて貼っているのだそう。

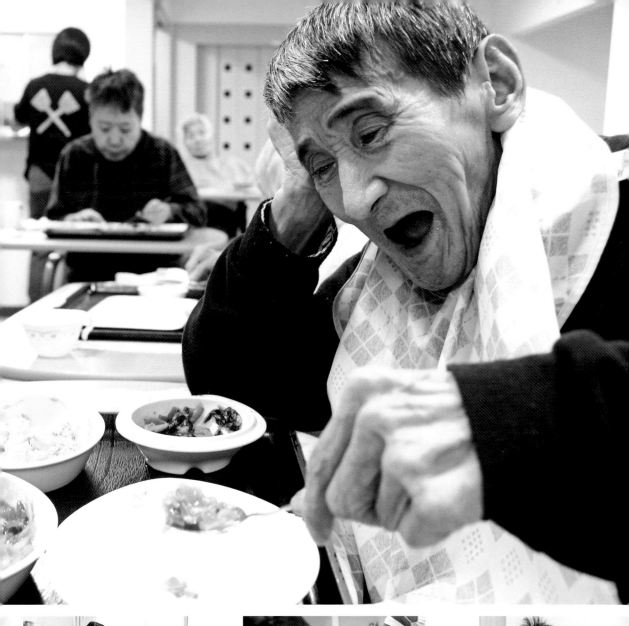

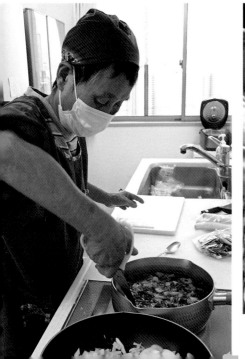

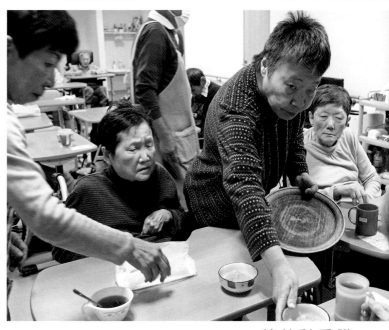

close up
クローズアップ

1年半前には、「看取り期です」と診断された入居者さん。意思の疎通も難しく、食事を摂れなくなると弱っていくことをとめるのは難しかった。しかしある日、特定の職員が対応すると食べてくれることが多いと気づいた管理者の櫻庭孝子さん。そこから少しずつ回復し、いまは車イスに座って食堂で食べることもできている。看取り期に入っても、食べることが最期の欲求になっている場合は多く、ほしいという意思があるうちは、食べることを支援する。

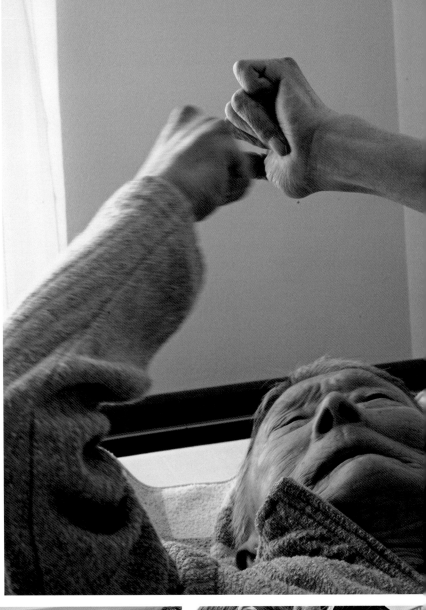

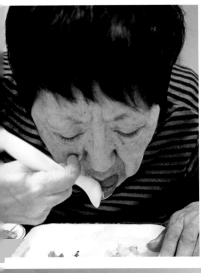

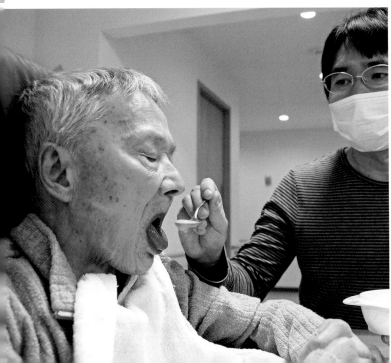

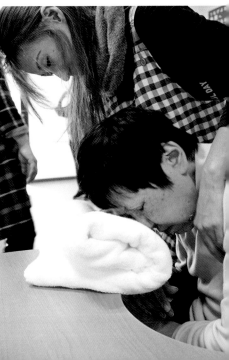

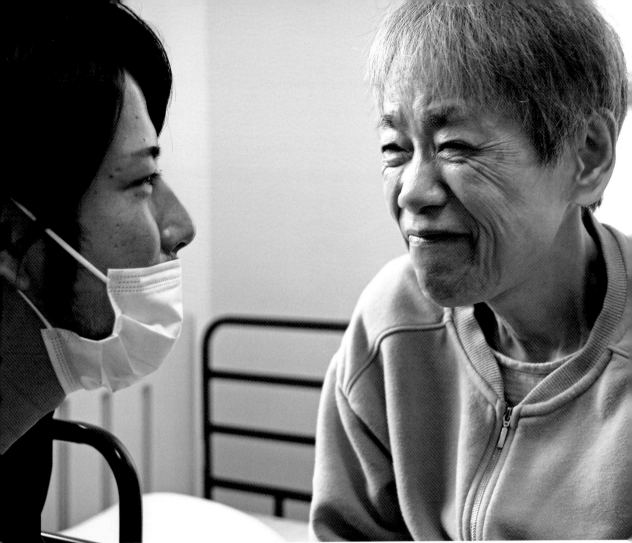

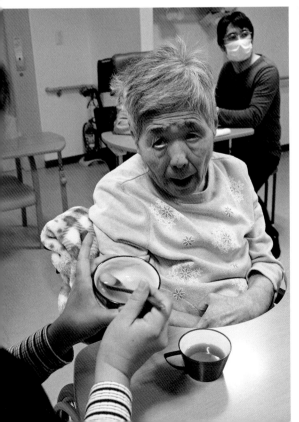

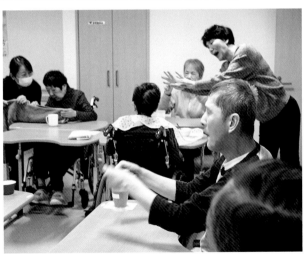

お正月に旅立った入居者さん。クリスマスにはケーキに反応を示し，少しクリームを唇にのせると，おいしそうにしていたことは，職員の胸に温かい。

当施設の「おきな草」という名称は，宮沢賢治の童話からとられている。ここに暮らす人々はそれぞれに役割があり，それをはたしておきな草の穂のように空へ飛んでいくまで，「24時間，365日，看護・介護で守備していくことが使命です」と櫻庭さんは話す。

外出の日。嚥下状態を考えてではあるが，食べたいものを食べに出かける。朝からきちんと身支度を整える。10時を過ぎてからの外出だが，9時過ぎには準備万端。少しずつ，だんだんと玄関へ向かい，最後は戸口の椅子で介護職員の到着を待つのが習わしだ。取材の日は好天で，入居者さんはコーラフロートを召しあがりながら，「帰りはタクシーですか？」と坂の上にある施設への戻りを気遣い，取材陣に声をかけてくれた。

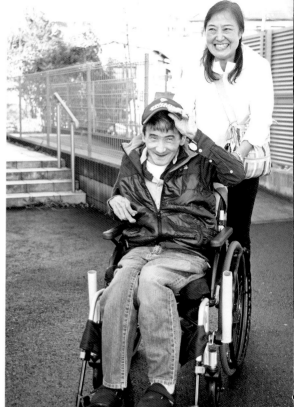

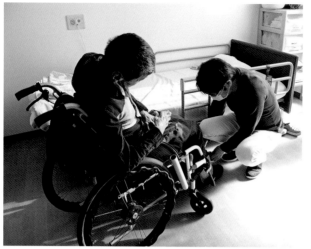

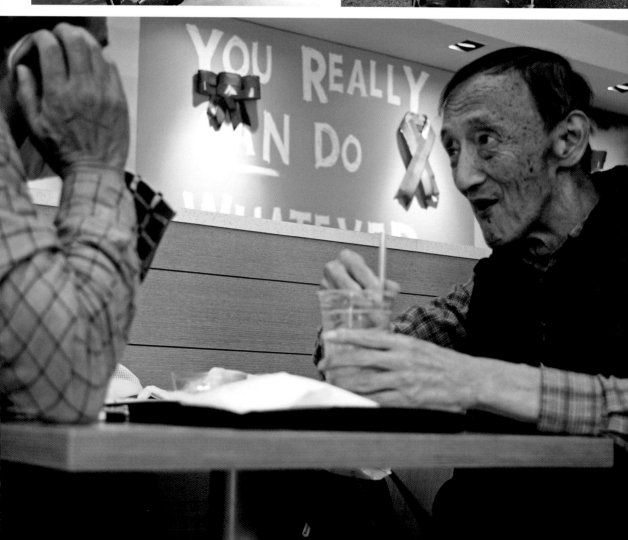

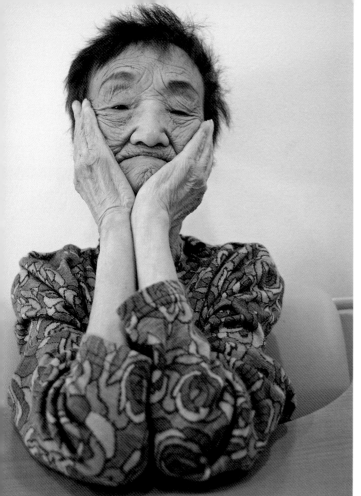

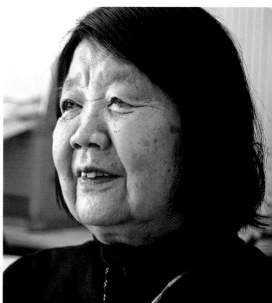

「社会資源をつくったら地域で守らなければいけないというのが私の持論です」と話す,理事長の三宅義子さん。長年にわたり地域に根差したボランティア活動を行い,櫻庭さんと施設運営に携わってきた。「50年,60年と入院していた方のご家族に,『たとえ1か月でも人間らしく人として扱ってくれた』と言われたとき,本当にこの施設をつくってよかったと思いました」と言う三宅さんの眼差しは,今後の福祉のあり方を訴えている。

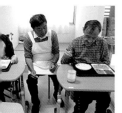
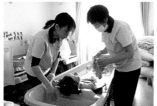
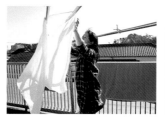
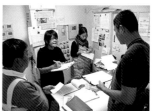

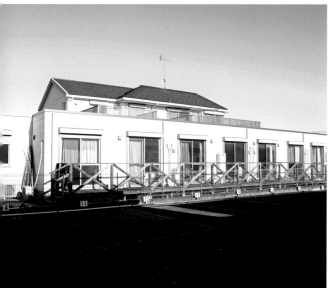

精神障害者高齢対応型グループホーム おきな草・福寿草

〒240-0044 神奈川県横浜市保土ケ谷区仏向町736-1
TEL：045-459-5006　FAX：045-332-5355
●職員数：29名（2019年12月時点）
●部屋数：16室
●関連施設

- 地域活動支援センターはーと工房
- グループホーム第一戸部荘　ほか

精神科看護
THE JAPANESE JOURNAL OF PSYCHIATRIC NURSING

close up
クローズアップ

精神障がい者の
看護・介護・看取りまで

精神障害者高齢対応型グループホームおきな草・福寿草 管理者
櫻庭孝子 さん

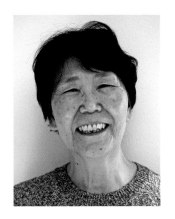

精神障害者高齢対応型グループホーム「おきな草・福寿草」（以下，おきな草）は，横浜市の高齢化対応グループホームモデル事業として誕生し，6年目を迎えました。理事長である三宅義子さんと30年前にボランティア研修会で出会って以来，現場は私，地域力は三宅さんということで，地域活動支援センターなどさまざまな福祉施設を立ち上げ，運営してきました。

そのような活動のなかで，70，80代になっても単身で生活し，作業所に通ってくる人々を目のあたりにしました。この方たちの身体の自由が利かなくなったとき，誰が見ていくのでしょうか。見られないからと，精神科病院へ入院させるのでしょうか。

また，地域包括ケアシステムの重要性がとりあげられますが，70，80代になっても病院に入院していて，要介護状態になってしまってから地域へといっても，そういった方々を地域に受け止める社会資源はあるのでしょうか。そう考えたとき，高齢で精神に障害をもつ人のグループホームを設立することは，急務であり一刻の猶予もないと感じました。

精神障がい者のホームということで心配する地域へ理解を求めるために，地域の町内会に何度も足を運びました。幸いにも福祉に対して理解がある地域で，近隣から反対の声があがることもなかったのはありがたかったです。また，ホームが完成し，内覧会を行うと地域住民の方々が寒い雪のなかにもかかわらず，トータルで100人弱ほどが見学に来てくださり関心の高さがうかがえました。

開所から6年，8人の方を看取りました。看取りとは亡くなることが決まってからどうしてあげるかではなく，入居して来たときから始まっており，楽しい，心地よい，おいしい，おもしろいなどをどれだけ経験してもらいながら，安心のなかで旅立ってもらえるかだと思うのです。そして最期の最期まで介護力で苦痛のない，清潔な身体でいられるように努めていると，やがて身体のなかの不要なものを出し切って身軽になって息を引きとられます。本当に静かな，静かな死です。「在宅でなくなるとはこういうものだ」とホームドクターは話していました。

ここの支援は効率化を重視せず，スタッフ募集の際にも，「こなすのではなく，ていねいにかかわってくれる方」としています。それによってこれまではたせてこなかった「人生の主人公は自分」という暮らしをつくってもらいたいのです。

私たちは介護を主として支援する側ですが，実はどのような状態の人でも，たとえば死にいく人からでも役割や感じさせるものがあり，それに育てられてここまできたように思います。いまもっとも困難なことは職員の確保です。看護に携わる若い方には，臨床でたくさんの経験をして実力と年齢が上がってきたら，ぜひその経験をおきな草で活かし，貢献してほしいです！　人が人にかかわる仕事をするには組織のなかにいると，つい「こうなっても仕方がないのかな？」と感じることがあるかもしれません。けれど，「本当にそうだろうか？　人間が生きることとはどういうことだろう？」と考えてもらいたいと思います。まだまだ，個別の抱える問題に対応できる制度や施策・施設は絶対的に不足しています。目的に合う施設がなければつくっていくという気持ちももってくださることを願っています。

精神科看護
THE JAPANESE JOURNAL OF PSYCHIATRIC NURSING

撮影日：2019年12月12日　2020.2.vol.47 No.2（通巻329号）

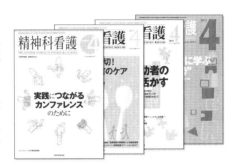
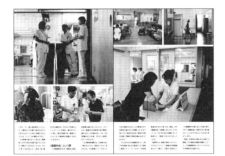
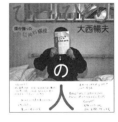

メンタル・ステータス・イグザミネーション

患者の症候をとらえる視点

050 ▶ 品質を高める「観察」の方法

武藤教志 むとう たかし
宝塚市立病院（兵庫県宝塚市）精神看護専門看護師

アセスメントに自信がない……

MSE研修の受講者から，よく「精神症状のアセスメントは難しくて，自信がもてない」「この用語で合っているかどうか確信がもてない」といった相談を受けます。そうした相談に耳を傾けていると，"アセスメントがうまくできない"のはほとんどの場合，患者さんの内的体験を十分に聞き出せていないこと，つまり，アセスメントに必要なSデータが不足していることが原因だという結論にたどりつきました。実際，相談をしてくれた受講者に，"アセスメントがうまくできない"場面の患者さんと看護師との会話内容を思い出してもらうと，「その患者さんの言葉，もう少し掘り下げるような質問をしていれば，もっと詳しく聞き出せるのに……」と思うことが多いのです。

僕自身も臨床実践で，ベッドサイドやデイルーム，ナースステーション（車椅子に乗車している），廊下などで患者さんを観察し，ナースステーションでメモ内容を看護記録に記載し，看護記録をにらみながら「いったい何が起きているのだろう」とアセスメントをするわけですが，「このアセスメント，ほんまにこれでええのんか？」とモヤモヤした感情を抱くことがあ

ります。そんなときに必ずしているのが，患者さんのところへ戻ることです。そして，患者さんに「すみませんが，○○についてもう一度お話を聞かせてもらえませんか？」とお願いしたり，日内変動性がある症状をおもちの患者さんであれば，症状が出現するとされる時間にあらためて観察したりして，そこで得られたS・O情報も併せて再度アセスメントを行っています。

臨床看護師としてのプライド

僕たちのアセスメントは，得られている限りの情報にもとづいた「現時点」におけるもっとも蓋然性の高い判断（もっとも確からしい判断）であるということにすぎないので，新たに情報が得られれば，アセスメントの見直しを迫られることもあります。つまり，アセスメントはいつも変更される可能性を残したものであるわけです。そうなると，いつまでも「答え」となるような「確定」アセスメントなんてできないわけですが，それでも「な〜んだ，だったらアセスメントをがんばっても仕方がないじゃん」とならないのは，臨床看護師としての自尊心と誇り，プライドが許してくれないからです。

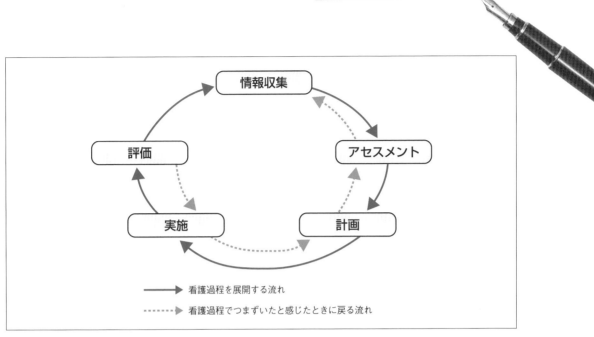

図1　看護過程

では，アセスメントの蓋然性を高め，現時点での「これでよし！」とするアセスメントをするにはどうすればいいでしょうか。

そのカギは看護過程にあった

近年のストレングスモデルの隆盛によって，「いまさら看護過程なんて」と思うかもしれませんが，看護過程は，昔もいまも，ここぞというときに私たち迷える子羊を導いてくれます。ご存知のとおり，ストレングスモデルと看護過程に代表される問題解決モデルは，両者が1組になって補い合いながら用をなす「両輪」であり，どちらか一方を欠いていてはよい精神科看護はできません。

さて，看護過程（図1）とは，医学界のレジェンド故日野原重明先生が1970年代にわが国に導入した，患者さんのもっている健康上の問題に焦点を合わせ，最良のケアをめざして努力する一連の遂行システムである問題志向システム Problem-Oriented System（POS），これにもとづく，系統的問題解決技法です。一般的に看護過程は，①情報を収集する，②得られた情報にもとづいてアセスメントまたは問題の明確化（看護診断）を行う，③計画を立案する，④実施する，⑤問題がどの程度解決されたのか，計画が有効だったのかを評価する，という5つの段階があり，問題が解決されるまで（目標が達成されるまで）この段階をくり返す，というものです。そして，ある段階でつまずいたのなら，それ以前の段階へ戻ればいいことを教えてくれています。たとえば，④実施がうまくいかないなと感じたら，1つ前の段階である③計画へ戻って計画を見直し，②アセスメントがうまくいかないと感じたら，1つ前の段階である①情報収集へ戻ってやり直す，といった具合に，です。アセスメントの品質は，情報の質・量に左右されるんですよね。

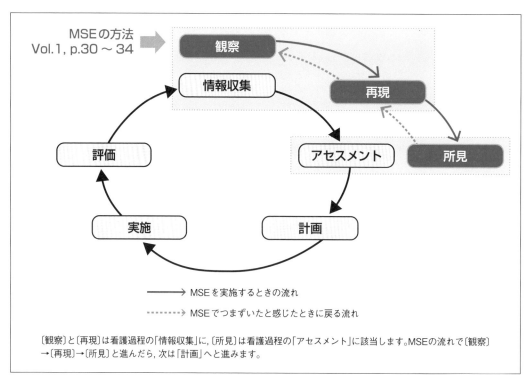

図2　看護過程とMSEの流れ

ちなみに，看護過程を①アセスメント（情報収集を含む），②看護問題の明確化（看護診断），③以降は同じ，と記載することもあります。

つまずいたのなら 1つ前の段階へ戻る

MSEの進め方は，①観察（関与ありの観察と関与なしの観察），②再現（看護記録にSOデータを書く），③所見（アセスメント），④かかわり，になっていますが[1]，看護過程と同じ流れ（図2）で，"アセスメントがうまくできない（的確な所見が書けない）"のは，情報収集（観察と再現）がうまくいっていないからだとわかります。つまり，数少ない偏った情報でアセス

メントをしているからアセスメントがうまくいかない，自信がもてないのです。ですから，患者さんの言動をよく観察する，観察した事柄を看護記録上にS・Oデータとして再現する，をしっかりする必要があるのです。

言葉の大切さを 知っているのは精神科

臨床で真摯に看護実践に向き合っていると，自分自身の記憶の曖昧さに気づかされます。患者さんと会話をしていて，後でその場面を看護記録に記そうと思うけど，詳細が思い出せません。患者さんが話した話題の順序はどうだったか，話題同士のつながりはどうだったか（どの

ように別の話題に流れたのか），患者さんの言い回しや語尾はどうだったか，口調の抑揚はどうだったか，などが正確には思い出せないのです。これらのデータの正確性が認知機能や思考，感情などの精神機能の状態や心理的反応をアセスメントするうえで重要なものなのに，です。こうした場合，看護師は「きっとこういうふうに言っただろう」「あの患者さんならこういうだろう」というバイアスがかかった思い込みで，"看護師が覚えていたキーワード"を"看護師の文法"でつなぎ合わせて，あたかも患者さんがそう喋った風で書いてしまいます。もはやこれはねつ造，データ汚染なんですね（笑）。

精神科でもおなじみの認知心理学には「マジカルナンバー7±2」[2]や「マジカルナンバー4±1」[3]という学説があり，人間は短期的に7つ（4つ）程度の言葉のまとまり（チャンク＝2〜8語でつくられる定型的な句）しか覚えられないとされています[1]ので，普通の速度で会話する患者さんと3分も会話をすれば，認知限界＝短期記憶の限界を超えてしまうでしょう。また，患者さんのなかには思考形式の障害や思考内容の障害をもつ人も多く，私たちが普段使わないような言葉や言葉の言い回し，表現，文法をされるため，それをそのままに短期記憶にとどめるのは，論理性がある程度整っている私たちにとっては至難の業です。私たちは，些細な言葉の言い間違いや文法の乱れ，独特で奇妙な表現などを聞いても，それを無意識的に訂正して覚えてしまう傾向があるためです。

しかし，精神機能のアセスメントで重要なのは，些細な言葉の言い間違いがあったという事実，文法が乱れていたという事実，独特で奇妙な表現があったという事実ですから，訂正を加えてしまうと患者さんの症状をなかったことにしてしまうのです。あとは，患者さんの言葉がいつも滑舌よく出てくるとは限りません。すんなりと聞きとれないような音になっている言葉もあります。覚醒水準が低かったり，錐体外路症状が口のまわりの筋肉で起きたりすると構音不良になりますが，これをもし私たちがこういっただろうと記憶してしまうと，患者さんの症状や副作用をなかったことにしてしまいます。

患者さんが話す，些細な言葉のいい間違いも文法の乱れも独特で奇妙な表現も構音の不良もそれをそれとして記録，データとし，それにもとづいてアセスメントを行う。"そのとき，確かに症状があった"という証拠となる記録を残すのが精神科。認知限界をきちんと自覚して患者さんに臨むのが精神科看護師です。

患者さんの発する言葉の大切さ，1つ1つの言葉の重みを知っているからこそ，正確に聞きとろうとメモをとりながら話を聴くのです。

内的体験と内的過程

私たち，精神科の看護師はいったい患者さんの何を知りたくて話を聞くのでしょう？　医療職として，また，診療の補助業務をする者として，いちばんの関心事はやはりなんといっても患者さんが抱える苦悩のもとになっている精神症状。精神症状があることによって，患者さんのセルフケアは低下しますし，薬物療法を受け続けなければならないわけですから。私たちが提供する医療と看護をよりよいものにするには，目の前にいる患者さんにこの医療とこの看護が必要なのかをはっきりさせる必要があります。それにはまず，精神症状（9つの精神機能

の状態）を理解する必要があるのです。

　では，精神症状や精神機能の状態を理解するためにもっとも重要な情報は何かというと，紛れもなく患者さんの生の陳述（Sデータ）からわかる生の体験（内的体験と内的過程）です。事実とは異なると考えられることも，患者さんの独特で奇妙な表現や言い回しも語尾も，些細な言葉のいい間違いもできるだけそのままにメモをとり，看護記録に書くことが求められます。

　内的体験とは，患者が「何を見（知覚）」「何を聞き（知覚）」「何を考え（思考）」「何を連想し（思考）」「何を感じ（知覚や感情）」「何を思い出したのか（記憶）」など，患者の精神機能・心における体験内容です。内的過程とは，それが「いつごろから」「どんなときに」「どのような刺激で」「どのような順序で」体験されたのかなど，体験内容の時系列のことです。

　まとめると，患者さんの生の陳述から内的体験と内的過程を知るために，私たちは患者さんの話を聞いているわけです。

観察の「何を引き出すか」「どう引き出すか」

　関与ありの観察を行うとき，受け身で患者さんの話を聴いているだけでも，ときにはよいデータが得られます。また，なにもあらたまって患者さんと話をせずとも，朝の挨拶をする，食事中に「おいしい？」と聞いてみる，入浴後に「さっぱりした？」と聞いてみる，テレビを観ているときに「おもしろい？」と聞いてみるだけでも，そこでの患者さんの返答や表情などをメモに残し，看護記録に残しておけば，精神状態やセルフケアについてのアセスメントに十分に役立つ情報になります。しかし，受け身の観察だと限界もあります。内的体験と内的過程を引き出す質問を積極的に投げかけ，アセスメントに必要なデータを得ることも必要です。

　Sデータは看護師が患者さんにかかわって，患者さんが話したことをデータにします。ですから，コミュニケーションをうまくやれば，内的体験と内的過程についての良質なSデータが引き出せ，アセスメントも的確になります。そのためにも，私たちを蝕んでいるコミュニケーションの3大悪習を絶たねばなりません。

コミュニケーションの3大悪習

1）言外の意味まで悟ったつもりになっている

　たとえば，「また前と同じことを言っているから，同じことだろう」と話半分で聞く。

2）自分の経験を基準に患者の経験を決めつけてしまう

　たとえば，「こういう状況だからこういう気持ちや考えになっているに違いない（なっていなければならない）」と決めつけしまう。また，自分が同じような状況におかれた場合に考えたり感じたりすることと同じことを患者さんも考えている，感じていると思い込んでしまう。

3）看護師が聞きたい言葉を誘導してしまう

　たとえば，他患者さんを叩いてしまった患者さんに，「ごめんなさい」や「わかりました」「気をつけます」などと言わせたくて，患者さんの

内的体験や内的過程を聞かず，ときには「叩いて反省できないんだったら，もう保護室に行くしかないわね。保護室に入らないようにするために，なんて言えばいいと思う？」と言ってしまう。また，拒薬する患者さんに「薬を飲まないと，また再入院になっちゃうけどそれでもいいの？　嫌でしょ？」と言ってしまう。

7つの厳選コミュニケーション技術

　コミュニケーション技術は数多くあり，すべての技術をすらりと使いこなすのは非常に難しいことです。でも，コミュニケーション技術のなかには使用頻度が多い基礎的なものもあれば，ある心理社会的介入（○○療法というかかわり方）を行うときにだけ必要とされる高度なものもあります。ここでは，患者さんの内的体験と内的過程を引き出すための厳選7技術を紹介します。ここで紹介している7技術は，いわゆるコミュニケーション技術のなかの基礎的技

術といわれるものですから，以下表1に例で示す言い回しを覚えて，いつでも口に出せるようにしておきましょう。

次号の予定

次号から「心理的反応」を解説します。

〈引用・参考文献〉
1）武藤教志編著：他科に誇れる精神看護の専門技術　メンタルステータスイグザミネーション Vol.1．精神看護出版，2017.
2）George Miller：The Magical number seven, plus or minus two, some limits on our capacity for processing information.Psychological Review, 63(2), p.81-97, 1956.
3）Nelson Cowan：The magical number 4 in short-term memory. a reconsideration of mental storage capacity. Behavioral and Brain Sciences, 24(1), p.87-114, 2001.
4）中安信夫：精神科臨床を始める人のために—精神科臨床診断の方法．星和書店，2007.
5）安保寛明・武藤教志：コンコーダンス 患者の気持ちに寄り添うためのスキル21．医学書院，2010.

表1　7つのコミュニケーション技術

技術名	解説	会話例
①開いた質問	別名「オープンクエスチョン」。患者さんに自由に話を展開してもらうための質問方法。患者さんが自分自身の言葉で可能な限り表現する機会を与えることを前提に質問するのがポイントです。開いた質問をしたら，できるだけ話を遮らずに話を聴くという姿勢も不可欠です。	「そのとき，何が起きたのかを具体的に教えていただけませんか？」や「最近の調子はどう？」「先生から病気の説明を受けて，どう受けとめた？」「薬の飲み心地はどう？」など。
②閉じた質問	別名「クローズドクエスチョン」という技術。患者さんが話したことを要約し，語られた内容を明確化するための質問方法。「はい」か「いいえ」で答えられるような質問をすることで内容や意思などを確認します。	「それはつまり○○だったということですね？」

技術名	解説	会話例
③焦点化のための質問	別名「相手の用いている言葉を使う」技術。患者さんが用いた言葉の意味内容を率直にていねいに尋ねる質問方法。患者さんが使っている言葉の意味を確認せずにそのままにすると、とんでもない勘違いをしてしまう場合があります。私たちは同じ言葉を使っていても、その言葉から連想するイメージや意味、その言葉にぶら下がっている感情は微妙に、時にはとても大きく異なっており、どの人にとってもまったく同じ意味になっている中立的な言葉は存在しません。	「さっき言った○○って具体的にどのようなことでしょうか?」や「先ほどおっしゃった"しんどい"というのは具体的にどうような感じなのでしょうか?」「"お母さんの態度がおかしかった"って言いましたが、どのようにおかしかったのでしょうか? 態度? 仕草? 表情? 口調?」など。
④標準化した質問	繊細で戸惑いやすい事柄についての情報を引き出すときに有効な質問方法。患者さんがとった行動や抱いた思考・感情などが、ある状況に対して正常か了解可能で一般的な反応であることを示唆しつつ質問をします。患者さんに孤立感を与えないよう、同じ行動をした別の患者さんの話を例示して質問をすることも有効です。	「多くの人がそうなのですが、あなたはどうだったのでしょうか?」と尋ねることで、そう考えている・思っているのは自分だけではないという安心感から本音を語ってもらいやすくなります。
⑤得点化するための質問	別名「スケーリング・クエスチョン」という技術。スケーリング・クエスチョンとは、文字どおり、得点化してもらうための質問方法。この得点化には、いくつかの目的があります。ⅰ)主観的ではあるが、程度を把握すること、ⅱ)全か無かの思考から脱却できるようにすること、ⅲ)変化に気づくためのきっかけにすること、ⅳ)その得点にした理由を明らかにすること、ⅴ)変化への方法(きっかけ)がなんであるかをその人自身が気づくようにすること、です。	「その○○という感情、まったく耐え難いを10点、なんともないを0点とした場合、何点ぐらい?」と尋ねます。得点化してもらえたらさらに「その点数にしたのはどうして?」「それより下の点数にならなかったのはどんな工夫があったからでしょうか?」「その点数を1点上げるためにできそうなことはなんでしょうか?」の3点を尋ねると、ストレングスや今後の変化のきっかけとなるヒントなどを引き出せます。
⑥リフレクション	患者の抱いている感情や考えに患者自身の意識を向けさせるために、または感情や考えを引き出すために、看護師が観察した患者の表情や態度あるいは推察した思考を返す。	「いま、表情が一瞬曇りましたね」や「声のトーンが少し変わりましたね」「眉間にしわが寄りましたが」と返し、曇った表情や声のトーンの変化や眉間のしわの背後にある思考や感情を語ってもらいます。
⑦5W2Hと時系列	相手が話す体験を論理的に分類し、聞き漏らしがないかどうかを確認する目的で使う技術。	When:「それはいつのこと?」 Where:「それはどこでの話?」 Who:「そのときその場所にいたのは誰?」 What:「何が起きたの?」「何が頭に浮かんだの?」 Why:「なぜそうしたの?」) How:「どんなふうにやったの?」 How○○:「どれくらい?」「いくつぐらい?」「どれくらい長く?」「いくらぐらい?」

MSEを実践するためのトピックス No.2
ロナセン®テープ

深田徳之 ふかだ のりゆき

医療法人誠心会あさひの丘病院（神奈川県横浜市）精神科認定看護師

"世界初！"の抗精神病薬の経皮吸収型製剤（テープ製剤）であるロナセン®テープ。「テープ製剤？」とちょっとした驚きのなかでロナセン®テープは発売されました。

どうして大日本住友製薬はテープ製剤という選択をしたのでしょうか。インタビューフォーム（大日本住友製薬ホームページ：https://ds-pharma.jp/information/lonasentape/　2019年12月25日最終閲覧）によると、①分1処方ができるから（錠剤・散剤は分2）、②血中濃度が安定しやすいから、③食事・肝臓での代謝や同じ酵素で代謝される他剤の影響を受けなくなるから（錠剤・散剤は空腹時投与で効果が弱くなる）、だそうです。

用量はというと、ロナセン®はこれまで2mg錠、4mg錠、8mg錠、2%散があり、初期用量は8mg/日、最大用量は24mg/日でしたが、ロナセン®テープは20mg、30mg、40mgの3種があり、初期用量は40mg/日、最大用量は80mg/日となっています。2mg錠＝20mgテープとなってないので切り替え時は用量に対する注意が必要ですね。ちなみに、ロナセン®テープの最大用量80mg/日なので、患者さんによっては40mgを2枚貼ることになるんですね。40mgテープはスライスチーズくらいの大きさなので2枚貼るとけっこう大きな面積！

次にロナセン（ブロナンセリン）の薬理ですが、薬理を理解しようとするときは「薬力」と「薬物動態」に分解するのがコツでしたね。

薬力ですが、ここで大事なのが各受容体のKi値。Ki値というのは受容体とのくっつきやすさを表していて、数値が小さいほど薬と受容体がくっつきやすく、その順に主作用・副作用が現れます。『他科に誇れる精神科看護の専門技術　メンタルステータスイグザミネーション Vol.2』p.228〜229を見てそのKi値を小さい数値順に並べてみてわかるのが、D2遮断作用（抗幻覚妄想作用、錐体外路症状と高プロラクチン血症）がかなり強力で、次いでD3遮断作用（攻撃性や不穏に関与）、5HT2A遮断作用（錐体外路症状の軽減作用と陰性症状の改善作用）の順になります。D3遮断は、最近の研究で錐体外路症状を軽減することもわかってきています。

薬物動態はというと、本剤40mgを上背部に単回貼付した場合の最高血中濃度到達時間TMAXは25.3時間、血中濃度半減期は41.9±17.0時間となっています。分1で貼付するわけですから、最高血中濃度に到達する前に貼り換えるということになりますね。

気になる副作用はというと、適用部位紅斑（22.0%）、プロラクチン上昇（14.0%）、パーキンソン症候群（12.5%）、アカシジア（9.0%）、不眠（8.0%）と公表されています。当院でも紅斑が出る患者さんがいまして、保湿剤やステロイド剤を塗布するなどで対応しています。またパーキンソン症候群やアカシジアなどの副作用は、現在のところデータほど観察されていません。

見るべきポイントを押さえると、きちんと薬理が理解できますね。こうしたことをコツコツやっていくことで、「診療の補助」業務がきちんとできる精神科看護師になれるのです！（監修：武藤教志）

看護場面の再構成による臨床指導

当事者からみたリハビリテーション場面での援助関係

柳澤久幸 やなぎさわ ひさゆき 1)　　**宮本眞巳** みやもと まさみ 3)

1) 元・亀田医療大学看護学部 学生　2) 亀田医療大学看護学部 教授

 はじめに（宮本）

　看護学生の柳澤君は，卒業を控えたある夜，交通事故に遭って生死の境をさまようことになりました。2か月後にようやく意識が戻ってリハビリテーション専門病棟に転院し，退院してからも1年以上にわたりリハビリテーション治療を受けてきました。侵襲の大きさからすれば目覚ましい回復を見せ，いまでは補装具も歩行器も使用することなく自力歩行ができるようになりました。ほとんど毎日のように，1万歩以上の歩行練習を欠かさず，またパソコンに向かって調べ物をしたり，日記を書いたり，友人宛にメールを送ったりする努力を続けてきたことも，回復に大きく役立ったと考えられます。また，すぐには看護師として就労するのは難しいため，リハビリテーションの一環として保護的雇用の機会提供を受けました。

　在学中の柳澤君は，リハビリテーション分野における看護師の役割に関心を寄せていました。身体的な外傷による心身機能の障害についての評価や，機能訓練の計画立案と結果の評価に関しては，医師やリハビリテーション専門職の役割が大きいのは事実です。ただし，治療や機能訓練の成果を生活のなかに根づかせていくための支援の主要な担い手は看護師であり，リハビリテーション看護と呼ぶべき専門性の高い

分野が確立してもいいはずです。ところが，そのような主張を裏づけるような論文は，国内に関する限り見あたらなかったようです。

　いずれは，そのような問題意識を煮詰めていきたいと語っていた矢先に，自分自身が患者としてリハビリテーションの支援を受ける立場になってしまいました。はたして，看護師として働けるようになるかどうかについても先の見とおしが立たず，苛立ったり落ち込んだりすることも多かったようです。それでも，彼より一足先に看護師となった級友たちや，在学中に交流のあった教員の支えもあって，少しずつ元気をとり戻し，目覚ましい回復を見せています。

　こうした経過のなかで彼には，自分の体験を患者の視点から見つめながら，看護師やリハビリテーション専門職の視点と突き合せてみたいという問題意識が芽生えてきたようです。リハビリテーションという目的は一緒のはずでも，専門職と患者，さらには専門職のなかでも看護師と他職種との間には視点のずれが生じることが避けられません。そして視点のずれは，支援場面における人間関係のなかに立ち現れてきます。視点のずれに対応した異和感を見過ごさず，その正体を見極めるように努めれば，そこから何か見えてくるはずです。

　一方，柳澤君は，スタッフに支えられ救われた思いがした場面も体験しました。看護を学ん

できた柳澤君が，患者として体験した援助職との人間関係について検討することを通じて，専門性の高いリハビリテーション看護の確立に多少なりとも貢献できるかもしれない。そうした問題意識の共有を出発点として，柳澤君とリハビリ専門職や看護師とのやりとりをプロセスレコードによって検討してみることにしました。

受傷からの経緯（柳澤）

　私は交通事故に遭い，意識障害をきたして2か月近くを急性期病棟で治療を受けました。その間に，従命（問いかけへの反応）が見られ意思表示も可能となって，回復期リハビリテーション病棟に転棟となりました。当該病棟では5か月近く理学療法・作業療法・言語聴覚療法を受けて後遺症の低減をめざし，退院時には意識障害もなく歩行補助具を用いて退院となっています。現在は，軽度の立位歩行障害・微細運動の阻害・頭部外傷による高次脳機能障害が見られるものの，退院時よりもさらに回復が進み，歩行補助具は使用していません。

　転棟直後は，気管切開による循環機能障害，胃ろう栄養管理による栄養・排泄機能障害を呈するという状態のなか，起立台の使用や歩行練習，構音練習，摂食嚥下機能訓練を行っていました。摂食嚥下機能はしだいに回復し，嚥下造影検査で問題が見られず，順調に固形食にまで食形態が変化していきました。

　転棟当初は，リハビリに際して疲労感も強く，起立台での機能訓練や日中座位の車イス保持は困難を極めました。そんなある日，看護師から「寝てばかりいると，体力もつかないので，日中はできる限り車椅子に移っていましょう」と言われ，日中はできるだけ座位を確保するようになりました。はじめは多少つらかったのですが，比較的早めに慣れることができたように思います。

　気管切開も受けていたため，気管カニューレがあったころは，喀痰が多く吸入や吸引が必要でした。朝昼問わずナースコールで看護師を呼び，声が出ないために必死に筆談で訴え「いまは，何年何月何日」か「ここは本当に病院なのか」を問いかける私に，看護師たちはていねいに日付や場所を教えてくれました。看護指導のおかげで，徐々に自己喀痰へと移行し，気管カニューレを抜去することができました。

　失見当識も改善し全身状態が安定したころ，歩行器歩行練習や高次脳機能練習が本格化しましたが，しばらくの間は逆行性健忘とボディイメージの変化によって，現実に追いつけませんでした。その状況下で看護師をはじめとする医療スタッフは，私が看護学を学んでいた経験を活かし，「自分で血圧測ってみる？」「看護の目線でベッド環境とかを見てみて」とさまざまな刺激を与えてくれました。

　徐々に回復が進み，退院が近づくにつれ，今後の仕事への不安や，自分が事故を受けたことへの怒りなども募り，かえってストレスが高まりました。このような状況下で，看護師は積極的傾聴や共感に努め，私の精神的な負担の軽減に努めてくれました。

リハビリテーション病棟での患者体験(柳澤)

リハビリテーション看護のテキストには,「ケアの対象者が何を体験しているのかを,ありのままに受け止めることが重要」[1]と記されています。しかし,リハビリテーションを体験している患者の心理や状態の推移に応じた心境の変化について,当事者目線から解明をはかった研究は多くないと思われます。したがって,当事者目線からの研究は,リハビリテーション看護の発展に寄与するものと考えました。そこで私自身が,リハビリテーション病棟に入院していたときに記載していた日記から,当時の心理的体験にかかわる個所を拾い出しながら,印象的な場面を振り返ってみたいと思います。

事故から2か月ほどして意識がはっきりし始め,リハビリテーション病棟に移って間もなくして,日記をつけ始めた当初は,「みんなが待っているからがんばる」「1人じゃない」「歩けるようになりたい」といった希望に満ちた前向きな記述が中心でした。ところが,2,3か月経つと「早く退院したい」「いつまで閉じ込められるの?」など,入院が長引くことへの不満や,「アドバイスしてほしいわけじゃない」「いまやっているリハビリに意味があるのか?」「なんでもリハビリと言われて疲れた」といったリハビリテーションそのものへの疑問を含む後ろ向きな記載が目立ち始めました。さらに4,5か月後になると,「なんのために勉強やリハビリテーションをがんばってきたのだろう」「いつになったら看護の業務ができるようになるんだろう」といった焦りや無力感をにじませた記述が

増えていきました。

また,その日によって気分の波が見られ,1日のうちでも感情の起伏がありました。特に,機能訓練の結果がはかばかしくなかった日や,自分の気持ちがスタッフにうまく伝わらない日には,イライラが尾を引きました。そこで,リハビリテーション病棟に移って5か月経ったころにリハビリスタッフとやりとりを交わした場面をとりあげてみたいと思います(表1)。

①では,特に「ようし,終わりが見えてきたぞ」というリハビリスタッフの言葉に異和感を抱きました。私の退院までしか担当しない立場のリハビリスタッフだから言える言葉だと思われますが,当事者である私の立場からしてみると,退院はせいぜいスタート位置についただけのことで,号砲が鳴るのは看護師として臨床に出てからです。②の「終わりって何?」という心のつぶやきどおり,全然終わりは見えていなくて,単にコースの上に立っただけでしかないというのがその時期の心境だったと思います。①と②のようなずれを私はしばしば体験したし,患者とリハビリスタッフとの間ではよくあることだと思われます。

同様に,④では,リハビリスタッフの「がんばるぞ」に対して,⑤で私は「いままでさんざんがんばってきた」と感じています。私としては,精一杯がんばってるのに,もっとがんばれと言われたような気がしてプレッシャーを感じていますが,リハビリスタッフは,患者である私の立場よりも援助する側の立場から正直な気持ちを漏らしただけかもしれません。

プロセスレコードを書いてみると,②や⑤で抱いた異和感を率直に表現することが,まさ

表1　リハビリ専門職とやりとりを交わした場面

私が見たり，聞いたりしたこと	私が感じたり，考えたりしたこと	私が言ったり，行ったりしたこと
①リハビリスタッフに「ようし，終わりが見えてきたぞ」と言われる。	②終わりって何？　何も終わっていないし，始まってもいないし……。	③「ですね」
④「がんばるぞ」	⑤いままでさんざんがんばってきた。でも，いままで習ったことさえも役に立っていないのに……。	⑥「……（無言）」
⑦「また明日来る」	⑧わかった，わかった。何，1人でテンション上がっているのだか……。	⑨「うん……」
⑩「じゃあ，お疲れ様でした。また明日来ます」		⑪「お疲れ様でした」
⑫扉を閉める。身体が，消毒の方向に向いている。		

に異和感の投げ返しであることに気づかされます。おそらく，リハビリスタッフは，②や⑤のような言葉を投げかけられることに慣れていないため，反応の仕方に困ると思います。また患者の側としては，ストレートに返すと喧嘩腰になる恐れもあるため，率直な表現はためらいがちになると思われます。私の場合も，②ではリハビリスタッフの「終わりが見えてきた」という納得のいかない判断に同調するかのように「ですね」と応じています。⑤の「がんばるぞ」に対しては，よりいっそう強い異和感を抱いたせいか，かえって何も返せなくなってしまいました。

　この場面を振り返った際に，宮本先生から，②や⑤をそのまま言ってみても構わないし，喧嘩腰のやりとりを避けたいならば，表現を工夫する手もあると言われました。また，自分には何が求められているかがよくわからないので教えてほしいとの問いかけも，素朴な疑問との自己一致であり，それによって，リハビリスタッフが何を目標としているのかを確かめることができるとの指摘を受けました。

　この場面を振り返って思うのは，医療者は退院がゴールであると考えがちだけれども，患者とその家族からすれば，退院はスタート地点に過ぎず，その先には未知の世界が待っているということです。医療現場では退院支援という言葉を気軽に使うけれども，患者と家族にとって本当に重要なのは退院の先にある生活支援だと思います。

リハビリテーション病棟での看護をめぐって（柳澤）

　退院が間近になっても十分に体が動かず，「いつになったら自由に動けるようになるのか」「退院しても周囲に迷惑をかけるのは嫌だ」と，不安がいっぱいでした。その一方で，「入院しなければ出会えなかった人もいるし，できなかった経験もある」という思いもありました。退院前夜，A看護師の何気ない言葉から元気をもらえた場面がありました（表2）。

　A看護師は，他愛もない話を気軽にすることがほとんどでしたが，彼がいるだけで安心感が

表2　A看護師との会話の場面

私が見たり，聞いたりしたこと	私が感じたり，考えたりしたこと	私が言ったり，行ったりしたこと
①「俺も入院したころがあるから，寝られないことわかるよ」	②入院経験から，寄り添いタイプになったんだな。	③「そうそう。寝られない」
④「もしどうしても目がさえるようであれば，ステーションに話に来てもいいからさ」	⑤普通なら，眠剤使うか聞いてくるのに全然違う対応だ。	⑥「うん」
⑦「それじゃあ，退院処方渡そうかな？　前の分もらってもいい？」	⑧こういう，さりげなさがいいな。	⑨前の分と退院処方を引き換えに渡す。

ありました。彼の最大の特徴は，飾らない言葉と真摯に患者と向き合う姿にあったように思います。飾らない言葉は安心感を生み，真摯な姿勢は信頼感につながります。彼のように，人間的に魅力のある大人の看護師になりたいと心から思います。

A看護師の放つ言葉は，ほかのスタッフの言葉とそれほど変わらないように思えるのですが，同じ言葉でもなぜか安心できたような気がします。その安心感こそ私が求めていたものであり，心の栄養だったのかもしれません。

援助職と患者の間に生じるずれについて（宮本）

本報告でとりあげたプロセスレコードは，患者の立場から援助職とのやりとりを再構成したものです。報告者の柳澤君は，看護学生のころに患者との間で交わしたやりとりの場面を再構成することを何度か経験しており，援助者にとっても患者にとっても自己一致が重要であることをすでに学んでいるはずです。それでもやはり，患者の立場に身をおくと，援助者の発言によって生じた異和感を率直に投げ返すことは至難の業であったことが，表1の場面から伺われます。

この場面で，リハビリスタッフは，ややハイテンションの働きかけによって柳澤君をうんざりさせているように思われます。援助職の立場からすると，柳澤君が目覚ましい回復を遂げて退院に漕ぎつけたことへの安堵感や，結果が出せたという充実感を味わっても無理はないといえそうです。一方で，柳澤君の側は，社会人として一歩を踏み出そうとした矢先の事故だっただけに，退院を控えた時期に患者の多くが抱く退院後の生活への懸念に加え，これからの人生にかかわる不安を感じていたように思われます。

①の「終わりが見えてきたぞ」というリハビリスタッフの言葉に対して，柳澤君は驚きや素朴な疑問をとおり越して不信や苛立ちを覚えますが，とっさに③で「ですね」と同意するかのような応答を返しています。これに対する④の「がんばるぞ」には，「ですね」という応答から感じた柳澤君とのずれを打ち消そうとする半ば無意識的な意図のようなものがうかがわれます。

一般に，うつ状態の人に「がんばって」と声をかけて激励したつもりでいると，「精一杯やっているのに，これ以上どうがんばるんだ」と

いう怒りや無力感を引き出し，精神状態をさらに悪化させます。このときの柳澤君は，うつ状態とはいえないまでも，不安と無力感を抱えており，「さんざんがんばってきた」のに，という思いがつのり⑥では返す言葉を失っています。

ここで，「がんばるぞ」の主体は誰なのでしょうか。文字どおりにとれば，リハビリスタッフが主体となって，柳澤君のリハビリ支援をがんばるという意味になりますが，柳澤君は自分ががんばれと言われていると受けとめています。つまり，リハビリスタッフは，自分ががんばるという言い方により，柳澤君に対してがんばることを要求していることになりそうです。

ペプロウの援助関係論に沿って整理すると，援助職の役割は患者のニーズ充足それ自体ではなく，ニーズ充足の支援です。つまり，援助の成果をあげるという役割の遂行それ自体は，援助職自身のニーズ充足に向けた行動であるといえます。患者のニーズ充足を重視するあまり，援助職のニーズ充足が疎かにされ自己犠牲が強いられる状況では援助を継続できませんが，援助職のニーズ充足が先走ってしまえば患者のニーズ充足が阻害されます。

この場面についていえば，リハビリ支援をがんばるリハビリスタッフのニーズ充足と，リハビリをがんばる柳澤君のニーズ充足のずれを埋めるには，どちらかが自己一致に踏み切る必要がありました。そうはいっても，相手とのずれによって生じた異和感を率直に表現すれば，相手の気分を害し関係性が悪化するのではないかという不安を抱かない人は稀です。援助職からすれば，心身ともに弱っている患者にダメージを与えてはいけないし，反発を招くことも避け

たいという判断に偏りがちです。一方，患者側からすると，クレーマーとは思われたくないと我慢するうちに不信や怒りがつのり，衝突せずに思いを伝えるうまい表現を思いつけないままに，援助職は調子を合わせてしまうことになります。まだまだ，多くの患者は援助職と対等の立場でやりとりするのには慣れていないという現状があります。

それでも，柳澤君の立場だと，③で「終わったっていう感じはしないんだけどな」と言ってみたらどうでしょうか。相手に主張をぶつけて緊迫しないように，自分の気持ちや考えを独り言のように口にしてみると，さほど抵抗なく受けとってもらえることがあります。⑥の所では，「がんばってきたんだけどな」という言い方をすれば，何かが伝わるはずです。

一方，リハビリスタッフの立場から考えるとどうなるでしょうか。①の「ようし，終わりが見えてきたぞ」に対する③の「ですね」に手応えのなさを感じたのならば，「あれっ，ノリが悪いなあ」や，「何か浮かない顔だ」などの返しが可能だと思います。④の「がんばるぞ」に応答がなかったことから，⑦で「私だけ張り切ってもしょうがない」と言えたら，柳澤君の気持ちも和んだような気がします。

表2の場面で柳澤君は，A看護師とのやりとりで救われた思いを味わっています。不眠を訴える柳澤君に，A看護師は自分自身の入院体験を引き合いに出して，理解と共感の思いを確実に伝えてくれています。看護教育のなかでカウンセリングの基礎を学ぶようになってから，かなりの年数が経過しましたが，いまでも指導の重点は，患者の話を受身に傾聴し共感と受容に

努めることにとどまりがちです。ところが，ロジャーズは，すでに1957年に提示された「治療的パーソナリティ変化のための必要条件」のなかで，「セラピストの経験している共感的理解と無条件の積極的関心が，クライエントに伝わっていること」という条件をあげています。しかし，援助職が患者に対して傾聴の姿勢を保ち共感と受容の気持ちを抱いていても，その気持ちが患者に伝わっていなければ，そのかかわりの効果は保証されないということです。

　この場面でA看護師は，柳澤君の話を聞き様子を見届けたうえで，彼の苦悩に理解と関心を寄せていることを自分の体験に触れながら伝えようとしており，実際に伝わっていることが②からわかります。もちろん，看護師は実際に患者と同様の体験を共有しているとは限らないし，体験を共有していないからといって共感的理解ができないわけではありません。さらには，言葉で説明しなくても表情や態度から，援助職の共感が患者に伝わることがあるし，そのような伝え方が得意な人もいます。しかし，必要に応じて援助職が自分自身の体験を引き合いに出すことや，患者が体験している苦悩を援助職自身の言葉で言い換えて確かめながら，共感的理解の内容を確実に伝えていく努力と工夫は極めて重要です。

　柳澤君は，「A看護師の放つ言葉は，ほかのスタッフが話す言葉とそれほど変わらないように思えるのですが，同じ言葉を放ったとしてもなぜか安心できたような気がします。その安心感こそが，そのときに私が求めていたものであり，心の栄養だった」と述べています。看護師がカウンセラーやその他の援助職以上に，患者から求められるのは，A看護師のようにさりげなく安心感をつくり出す役割なのかもしれません。ただし，看護師なら誰もがそのような役割をとれているということでもなさそうです。

　援助職が，自分のいま感じていることを率直に語ることを自己一致というのと対比させて，自分という存在の特性について語ることを自己開示といいます。どちらも援助関係づくりに欠かせない心を開く姿勢の表れですが，患者を圧倒してしまうことがあるので，無条件で奨励するわけにもいきません。心を開くことと，患者のニーズ充足に照準を合わせることを両立させるためには，経験の蓄積と自己理解の努力が不可欠のようです。

　柳澤君が提供してくれた2つの場面は，援助職と患者ないし当事者との意識のずれは確実に存在するけれども，決して越えられない溝があるわけではないこと，そしてずれを埋めるためのカギは，感情体験の綿密な吟味であることを再認識させてくれたように思います。患者のニーズは感情に反映しているというペプロウの指摘から半世紀以上を経て，感情に凝縮した情報を確実に読み出す作業がようやく軌道に乗りそうな気がしています。

〈引用・参考文献〉
1）石鍋圭子，野々村典子ほか編：専門性を高める継続教育 リハビリテーション看護 実践テキスト．医歯薬出版，2014．
2）三國牧子，本山智敬，坂中正義，野島一彦監：ロジャーズの中核三条件 共感的理解:カウンセリングの本質を考える．創元社，2015．
3）宮本眞巳：改訂版 看護場面の再構成．日本看護協会出版会，2019．

トラウマ・インフォームドケア⑤
動機づけ面接とのつながり

川野雅資
かわの まさし
奈良学園大学大学院看護学研究科（奈良県奈良市）
教授

はじめに

チャールズ・セントルイスから，「トラウマ・インフォームドケアにはMotivational Interviewing（MI：動機づけ面接：以下，動機づけ面接）が重要である」と聞いていた。筆者は，動機づけ面接について当時はあまり理解していなかった。大学院で学ぶセラピー（精神療法）でもとりあげていなかったし，参考文献の一覧にも動機づけ面接は掲載されていなかった。そんな折，3年前にイギリスの友人のBen Hanniganらが，看護師のセラピー（精神療法）について書籍にまとめ出版された[1]。そのなかで，認知行動療法などとともに動機づけ面接が紹介されていた。これらのことから，一度はきちんと動機づけ面接について学びたいと思っていたが，機会に恵まれなかった。

2019年，大学院生とセラピー（治療技法）について話し合っているときに，「動機づけ面接とははたしてどのような技法なのか，勉強してみよう」ということになった。大学院生は，比較的わかりやすい書籍をすぐに購入して学び始めた。筆者は，動機づけ面接の創始者の書籍から学ぼうと考えて，William R. MillerとStephen Rollnickが著した，『動機づけ面接』を読み始めた[2]。そうすると，あまりにも，トラウマ・インフォームドケアと類似する箇所が多いので，

驚きを隠せなかった。トラウマ・インフォームドケアをベースにした，精神看護専門看護師の面接技法に，動機づけ面接がマッチするし，臨床看護師にはとり入れやすい技法なのではないかと思った。そして筆者の面接技法は，動機づけ面接と通じるものがあることにも気づいた。

精神を病んでいる人を対象にする臨床看護師にとって，来談者中心療法はやや使いにくいところがある。それは，患者が変化する意思が強くないことと，看護師が問題発見—問題解決に慣れているためである。精神科看護師には，ブリーフセラピー，行動療法，そして認知行動療法のほうが馴染みやすいと感じていた。しかしながら，トラウマ・インフォームドケアの視点から考えると，ブリーフセラピー，行動療法，そして認知行動療法よりも，もう少し患者を中心に据えたセラピー（精神療法）を活用することが必要だと考えていた。トラウマ・インフォームドケアを私に教えてくれたチャールズ・セントルイス氏が，動機づけ面接の重要性を述べていたのは，こういうことだったのかと，このとき納得した。

以下に，筆者が書籍から学んだ動機づけ面接について，3点引用して紹介し，トラウマ・インフォームドケアと合わせて検討する。

表1　トラウマを理解していない（未熟である）ケア

- 患者を操作的，要求がましい，注意を引く，規則を守らない，とラベルを貼る
- 権力と管理を押しつける
- スタッフ自身が自分を監視役と思っている
- 協働に重点をおくのではなく患者が遵守することが重要
- スタッフは患者から離れ，患者と一緒に活動しない
- 患者の意志は二の次
- 患者の生活体験（規則，門限，活動，予定，もち物）よりもスタッフの都合でシステムと過程を決める
- 多くのことを安全かどうかで決める
- 規則はもともとの意味を失いそれらの元来注目していたことから離れていく（スリッパリースロープ）
- 規則が患者とスタッフの権力争いのもとになる
- その際にスタッフは勝つことが重要である

援助場面は，会話の連続体

　動機づけ面接は，援助場面での会話を連続体で説明している。連続体としてこれを考えると，一端にあるのは指示スタイルで，援助者は指導，助言を与える。反対側の一端は追従スタイルで，そばにいるだけの同伴者として耳を傾ける。中間がガイドスタイルで，聞き上手であり，必要なところでは専門知識を提供する[3]，という解説がある。

　看護師は，「相手のために」という利他主義を善とする職業であり，そうでなくては看護という仕事は務まらない。自分の幸福よりも相手の幸福を追求する，そういう要素をもち合わせていない限り遂行できない職業である。動機づけ面接は，「皮肉なことだが，このような思い入れがあるがゆえに，人の変化を助けようとすることが『指示スタイルの使い過ぎ』を招いてしまう」と指摘している[4]。確かに，患者のためによかれと思って，「こちらのほうがいい」と看護師が決定したり，「早くしないと間に合わな

くなるから，早く」と行動を急き立てたりすることがある。両方とも患者を思ってのことで，まったく罪悪感はない。むしろ患者の利益のために誠心誠意「世話」をしている，と看護師は感じている。

　このような看護師は，動機づけ面接がいうところの，「指示スタイルの使い過ぎ」で，「間違い指摘反射」[5]をしていることになる。この指示スタイルに関連する動詞として，「管理する，管轄する，命じる，指揮する，指図する，指示する，判断する，決定する，支配する，操る，制御する，処方する，判決を言い渡す，言いつける，躾ける」があるという[5]。このような動詞の使用は，トラウマに未熟なシステムのなかで生じることが特に多い。トラウマに未熟なシステムとは，表1のようなものである[6]。

　トラウマに未熟なシステムの看護師は，決して強権的なわけではない。伝統的な精神科看護のなかで育ち，誠心誠意患者のためを思ってのことなのだ。しかしそれは，トラウマ・インフォームドケアではない。

　追従スタイルの動詞は，「受け入れる，任せる，合わせる，右にならう，言いなりになる，従う，自由にさせる，引きずられる，そして巻き込まれる」とある[5]。受け入れるという動詞が表す看護師のスタイルは，トラウマ・インフォームドケアに通じるものがあるが，確かに，追従スタイルだけでは看護はできないし，患者の利益にならずに，逆に患者が不利益を被ることが多く起こるであろう。それは，精神障がい者の意志を尊重することだけが，必ずしも患者の利益になるとは限らないからである。

　ガイドスタイルに関連する動詞は，「導く，手を引く，手を添える，手引きする，道案内す

る，誘導する，道を照らす，方向を示す，道を
つける，コーチする，ガイドする，そして先導
する」とある[4]。ここには，精神障がい者に対
して，看護師が意思決定を支える看護をすると
きに必要な対応，あるいは接し方の動詞が網羅
されている。精神障がい者は，長い間自己決定
を阻止されてきた。それは，精神障がい者の判
断は，時として不健康，不利益，危険なものに
なることがあるためである。だからといって，
精神障がい者の判断がすべて不健康，不利益，
危険なわけではない。

　トラウマ・インフォームドケアの6つの原理
の5番目に，エンパワーメント，声をあげる，
そして選択する（Empowerment, Voice and
Choice）がある[7]。その主旨は，組織全体やサ
ービスを受ける患者が，個々のストレングスを
認知し，基礎づけ，確証し，必要に応じて新た
なスキルを獲得できることである。組織は，ス
タッフ，患者，そして家族の選択の体験に重き
をおくことを心がける。またすべての人の経験
は独特なものであり，個々に即したアプローチ
が必要であると認識する。これらにはレジリエ
ンスへの信念，個人や組織，コミュニティに
は，トラウマからの回復するための力があると
いう信念が必要である。それは，歴史的に見て
精神障がい者は自分の声や選択が封じられてき
たという事実があるためである[7]。ガイドスタ
イルを用いることで，トラウマ・インフォーム
ドケアの原理を実現することが可能になる。

✐ 協働的なスタイルの会話

　動機づけ面接は，会話の仕方について協働
的なスタイルの会話を強調している。協働的な

スタイルの会話とは，その人自身が変わるため
の動機づけとコミットメントを強める方法であ
る。ほかの呼び方をするのであれば，「動機づけ
会話法」であろう[8]。その主目的は，変化への
動機―本人自身の動機を強化することである[8]。
そして，「動機づけ面接のスピリットの4つの中
心要素は，〈パートナーシップ〉〈受容〉〈思いや
り〉〈心の奥から自然に湧いてくる（原訳：引き
出す）〉である」[9]と解説している。さらに，動
機づけ面接は，ある人の「ために」，ある人と
「ともに」行う，いわば専門家同士の能動的な協
働である。そしてそのある人とは，実はその人
自身の専門家である。

　援助者とは同伴者で，話す量が相手よりも
少ないことが普通である。忠告よりも探究，説
得や議論よりも興味と支援が動機づけ面接の方
法である[9]。このことによって，クライエント
の能力を活性化させることが，変化が起こるた
めに欠かせない必須条件である[10]。トラウマ・
インフォームドケアの6つの原理の4番目に，
共同と相互性（Collaboration and Mutuality）が
ある[11]。共同と相互性の原理では，真のパー
トナーとなり，スタッフと患者，直接ケアを行
う人と管理職との力関係の差が同等となる。関
係性や権限，決定の意味ある共有において癒し
（healing）が起こる。

　トラウマ・インフォームドケアでは，すべ
ての人が役割をもつ。治療的であるために誰か
1人だけが取り組むのはなく，その場のすべて
の人（患者や家族，組織に属する人）がトラウ
マ・インフォームドケアにはたす役割をもって
いる。その際に，立場の違いを超えたパートナ
ーシップが必要である。1人のスタッフがトラ
ウマ・インフォームドケアに対して意識するだ

けではなく，組織に属するすべての人が一丸となって取り組むのである[11]。

このことから，トラウマ・インフォームドケアの原理を実現するために，「動機づけ面接のスピリットをもって，動機づけ会話法を実行することが大切だ」といえる。興味深い点としては，このとき避けなければいけない落とし穴があることだ。専門家の罠である。それは，「カウンセラー自身の専門的知識にもとづいて，カウンセラーが相手のジレンマに対する答えをもっていると，それを伝えてしまうことである」[10]と忠告している。精神科看護師が，患者の変化や意思決定に時間がかかることにもちこたえられないと，看護師が正論を述べてしまうということが起こりうる。これを動機づけ面接は，「間違い指摘反射」と表現している。トラウマ・インフォームドケアも，もちこたえられなくなると，非トラウマ・インフォームドケア，すなわちトラウマに未熟なケアに陥ってしまう点で同様だ。

その人自身が専門家

動機づけ面接が示す，「ある人の「ために」，ある人と「ともに」行う，専門家同士の間で行う能動的な協働で，ある人は，その人自身の専門家である」[10]という考え。これは，トラウマ・インフォームドケアの6つの原理の3番目にあるピアサポートの理念[12]と一緒である。ピアサポートは，組織やサービス提供において不可欠なものである。そしてピアサポートは，信頼の醸成，安全の確立，そしてエンパワーメントにとって鍵となる「媒介（vehicle）」であると理解する。英国の回復病院で，施設長は回復者を職員として採用する予定で，ピアサポーターは「専門家」ということ，すなわちピアサポーターのストーリーと生きた体験を価値あるものとして活用することが必要である[12]。

このように，動機づけ面接とトラウマ・インフォームドケアの双方とも，その人および回復者がもっともよく自分のこと，あるいは病む人のことを知っている専門家である，という視点をもっている。看護師ないし治療者は，時として自分が「精神科看護ないし精神医療の専門家で，患者や家族は，専門家の意見を聞くことが早く回復することにつながるし，より安寧な生活を送れる」と考えるが，その前提を覆すことになる。そうすれば，指示するスタイルからガイドするスタイルに移行できるし，必然的にトラウマ・インフォームドケアを実践することに結びつくだろう。

おわりに

1つ，今回紹介した『動機づけ面接』[2]のなかで気になる日本語訳がある。それは「引き出す」という訳語である。英語はevokeである。引き出すという言葉には，通常，力が加わっているという意味がある。筆者の印象では，evokeは力を加えるのではなく，周りから刺激をすることで，その人が自分のなかに眠っている意志が湧いて出てきたり，自分自身について洞察したりすることである。あたかも，休火山が何かの刺激で活火山になることと同じように思う。

それは，あるクライアントが，「セラピストと対話したとき，とても集中して自分の深淵まで向かっていき，同時にそのプロセスと，その対象を洞察する感覚を覚えた」と表現していた

ことがあった。おそらく，セラピストが何か力を加えたのではなく，静かな環境のなかで，対等の立場で，お互いにスピリットが対話して，クライアントは自然に自分の深淵を洞察し，何かに気づいたのではないだろうか。筆者は，これがevokeだと思う。そのことから，ドアでたとえると，引き出すという表現は，ドアのノブに手をかけて力を加えてドアを開けるように思える。evokeは，あたかも自動ドアのように，そばにいることでセンサーが反応し，自然にドアが開くように感じる。evokeの日本語訳として，「心の奥から自然に湧いてくる」という訳語を用いたい。

　もう一点，まだ動機づけ面接について，学習し始めたところで，いまだ理解不足な点が多々ある。それでも印象としては，精神科看護師になじみやすい，そして使いやすい，さらにトラウマ・インフォームドケアと共通する原理，仮説，手法が多い，と感じる。同書の下巻には，「他の技法と組み合わせることが可能である」と記述してある[13]。このことも，臨床で働く看護師には助けになる精神療法であると感じる理由である。1つの技法に固執することは，多様な患者の多様な健康段階を対象にする臨床看護師にとっては窮屈になる。そのために，特定の技法から離れ，自分流になりがちである。それも悪いことではないが，理論や技法がお互いに共通して理解し合えることも必要である。トラウマ・インフォームドケアと相まって，動機づけ面接を精神科看護師の技法の背景に位置づけることが，さらなる患者と家族の支援になると考える。

〈引用・参考文献〉
1）Nicola Evans, Ben Hannigan：Therapeutic Skills for Mental Health Nurses, Open University Press, 2016.
2）William R. Miller, Stephen Rollnick，原井宏明監訳：動機づけ面接〈第3版〉上，星和書店，2019.
3）前掲書2），p.4-6.
4）前掲書2），p.7.
5）前掲書2），p.6.
6）川野雅資：トラウマ・インフォームドケア．精神看護出版，p.98, 2018.
7）前掲書6），p.40-41.
8）前掲書2），p.17.
9）前掲書2），p.20.
10）前掲書2），p.21.
11）前掲書6），p.40.
12）前掲書6），p.39-40.
13）William R. Miller, Stephen Rollnick，原井宏明監訳：動機づけ面接〈第3版〉下，星和書店，2019.

本との話

藤野恭子 ふじの きょうこ
ACT全国ネットワーク事務局／
元 鹿児島大学医学部保健学科看護学専攻 助教

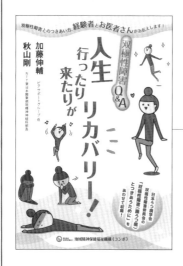

双極性障害Q&A
人生行ったり来たりがリカバリー！

加藤伸輔　秋山 剛 著
地域精神保健福祉機構　定価（本体1,400円＋税）　2019

本書の特徴

　本書は，地域精神保健福祉機構（コンボ）が発行している，メンタルヘルスマガジン「こころの元気＋」に連載された，双極性障害のある人たちからの16の質問への回答をまとめるというユニークな方法で展開されている。回答したのは，その病気を経験している加藤伸輔さんと，その主治医の秋山剛さん。質問の内容は，①診療や治療について（6つのQ&A），②病気のコントロールについて（7つのQ&A），③生活やリカバリーについて（3つのQ&A）という3つのパートと，日本うつ病学会がインターネットで公開している「双極性障害（躁うつ病）とつきあうために」も収録しており，Q&Aと併せて読むことで，双極性障害に対する正しい知識を得られる。

回答者のスタンス

　本書に寄せられた質問は，「治療は何をめざす？」「担当医が血液検査をしてくれない」「恋愛しても大丈夫？」などなど，多くの方々が悩んだり困ったりしている事柄ばかりである。そうした質問に，加藤さんは同じ病気の経験者として，悩み苦しんだ体験とそこから楽になったプロセス，同じ病気の仲間たちの知恵などを伝えている。また，秋山さんは，科学的に根拠のあるアドバイスのみならず，その質問をされた方が自分の患者さんだったら，どのような処方をするのかといった一歩踏み込んだところまで伝えている。

　また，秋山さんは，「私は『当事者』という言葉が好きではありません。当事者とは何かの出来事，ひょっとしたら事件の関係者というような印象を与えます。病気をしている人は，何かの当事者なのでしょうか？　（中略）そのため，本書の前書きでも，『病気を経験している人』と書かせていただきました」と述べている。医師である秋山さんの患者を見るこのような考え方が，加藤さんとの関係や，この本を出版することにつながっているのだと考える。イタリアの精神医療保健福祉の改革者フランコ・バザーリアも，「患者と

　回答者の1人秋山さんは，「読者にとって必要なのは，医者の説教ではなく，"ある困り事にほかの人たちがどう立ち向かっているか"というストーリーだと思う」と述べており，そのため，どちらかというと，加藤さんの回答が長めになっているのが印象的である。本書のタイトルにもあるリカバリーとは，ただ単に，病気や機能が回復することではない。カタナ・ブラウンによればリカバリーとは，「自分の人生の主導権を持ち，自分自身のユニークさを認め，価値あるものとし，コミュニティーに属し，参加し，そして希望と夢を創造し，実現していく，その過程なのである」と定義されている。本書に寄せられた質問に対し，徹底的にリカバリーにこだわって回答されていることは，病院や地域で支援する私たちに，新たな気づきを与えてくれる。

BOOK REVIEW

医師」ではなく「君と僕」を基本的な姿勢としていたという。秋山さんと加藤さんのその関係性に対し，温かさと，安心感に包まれながら読み進めることができる。

病気を経験したからこそ

さらに，加藤さんは，「双極性障害とつきあうなかで，漠然とした困り事が頭のなかを堂々めぐりして行き詰ってしまうことが多々ありました。具体的な対処法を見つけられると，落ち着きをとり戻すことができました」という経験から，より具体的な回答，それもご自身の経験のみならず，加藤さんにとって助けとなった仲間たちの視点や考え方も伝えている。

そのなかで，加藤さんは，「実のところ，私は『不安定さ』を現在進行形で抱えています。しかし安心できる場で自己表現できる機会を得たことで，少しずつですが，解き放たれてきている感じがします。安心できる場というのは，ここちよいサポート関係のある場だといい換えてもよいでしょう。『いい感じの自分』になりたいと主体

的に思える人同士が，お互いを大切にすることで，心地よいサポート関係を築いていくことができると実感しています」と述べている。また，「いちばん大事にしていることは，ピア（同じ立場の病気の仲間）からのアドバイス」とし，ピア活動のなかで，ご自身がどのように共感し，気づきを得て，受け入れていったのかということについても触れている。

加藤さんは，リカバリーの過程として，WRAP（元気回復行動プラン）を用いることを紹介し，WRAPが大切なこととしてあげている，「①希望，②自分が主体的になること（責任），③学ぶこと，④自分のために権利擁護すること，⑤サポート」というキーコンセプトをご自身の生活にあてはめて示している。

現場の看護師に
読んでほしい

このように，ピアサポートやWRAPをとおして，病気を経験した方が自分のリカバリーを信じることができ，「いい感じの自分」を

とり戻そうとする努力から，学ばせてもらうことは非常に大きい。

私は本書を，病気を経験している人や，そのご家族はもちろんのこと，医療の現場において治療だけでなく，その人の生活を整えることを仕事とする看護師に，ぜひ読んでほしいと思った。ともすれば，ちゃんと薬を飲んでいるか，きちんと規則正しい生活を送っているかというようなことばかりが，病気を経験している人との会話の中心になってしまいがちである。しかし，本書に書かれているような「生活の知恵」を知ることで，相手の生活への関心はもっと高まり，ともに生きる生活者としてより深くかかわっていくことができるように思う。

最後になったが，付録の日本うつ病学会双極性障害委員会作成の「双極性障害（躁うつ病）とつきあうために」は，双極性障害の症状や治療，薬などについて説明し，睡眠・覚醒リズム表や，ライフチャートがついている。そのため，読み終えた後すぐにそれらを活用できることも魅力的である。

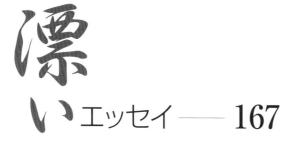

坂田三允の
漂い
エッセイ——167

人間って……

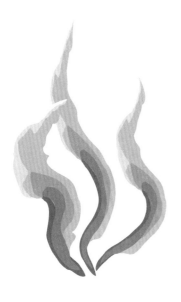

中村哲さんが亡くなった。それも，銃撃によって。そのことを聞いたときの私の気持ちを言葉で言い表すのはとても難しい。最初に感じたのは驚きだが，同時になぜそのようなことが起こったのだろうという疑問が沸き起こってきて，それがずっと頭のなかに居座り，そこに寂しさや悲しみ，むなしさが混在しているように思う。中村さんが亡くなったことは悲しい出来事だが，ご家族の方や，中村さんを慕っていた現地の人々のことを思うと，悲しいという一言では片づけられなくて何も言えなくなってしまう。

もちろん，私は中村さん個人を知っているわけではない。15年ほど前，あるいはもっと前だったかもしれない。いつのことだったか，何で読んだかはすっかり忘れてしまっているが，中村さんの活動を簡単に紹介したパンフレットだったように思う。そのときは中村さんの活動についてそれほど偉大なこととは思わず，ハンセン病の治療に取り組んでいらっしゃるお医者さんという認識でしかなく，国境なき医師団との区別もついていなかったが，お名前だけはなんと

なく忘れなかった。アフガニスタンについてもほとんど知らなかった。どこにあるのかさえ定かではなかった。中近東のイスラム教徒の国，ソ連のアフガン侵攻など，いつも戦争をしている国，その程度の認識だった。そのような危険なところで，必要があるとはいえ，医療活動をしていらっしゃる方の強さをすばらしいとは思っても，そこで活動するための知識も，技術も勇気もない私には心理的にとても遠い存在であったことは確かだ。

イスラム教に関しても，私はほとんど何も知らなかった。でも，学生時代の友人がご主人の仕事でエジプトにいたとき，遊びに行って，少し話を聞いた。たとえば，一夫多妻を批判する人は多いけど，なぜ一夫多妻なのかというと，男性は兵士として戦うので，亡くなることも多く，男性の数が圧倒的に少ない。そのため裕福な人が何人かの女性と結婚して，女性の生活を保証するという面があるのだという。また，イスラム教徒の行動はすべて神の御心のままになされるので，人と人との間の契約は成立しない。つまり，約束をして

坂田三允
さかた みよし
多摩あおば病院看護部顧問（東京都東村山市）

Miyoshi SAKATA
TADAYOI ESSAY

いて，寝坊して時間に遅れたとしても，それは（あなたは眠る時間なのだという）神の御心に従ったということである。

そしてインシャラー（神の御心）とマレイシュ（気にしない，大丈夫）という言葉を学んだ。友人いわく，メイドさんがお皿を壊したとき，メイドさんが「マレイシュ」と言ったのだそうだ。「いまはもう慣れたけど，最初は壊された私が言うのならわかるけど，壊したほうが言うってどうなのよって思った」と話していた。お皿が壊れるのも神の御心ということだ。それは土産物屋さんで，売り物の香水瓶を棚から落として壊したときに体験した。私たちは，「弁償しなくちゃね。どうしよう」とおろおろしていたのだが，売り子さんはにっこり笑いながら，「マレイシュ」の一言で解放してくれたのであった。日々の行動で信仰を表すことが，イスラム教徒なのだということのようだった。また，イスラム教徒は貧しい人々に寄付をするという喜捨を行うことも，守らなければならないことの1つだという。私たちを案内してくれたガイドさんが，街中でぼんやり座っている人にお金を渡していて，そのことを説明してくれた。こうして思い出してみると，イスラム教を信仰している人々は別に恐ろしい人でもないし，過激に他国と争うような人でもないように思える。

しかし，その後のイスラム教の人々の行動，たとえばバーミヤンの大仏を破壊したり，9.11事件を起こしたりしたターリバーンという組織，ひいてはイスラム教そのものに対して，私は，嫌悪感さえ抱いた。もちろん，私はそれらのことについて，自分の目で確かめたわけではない。ニュース番組で報道されたこと，限られた情報のなかで感じたことだ。

中村さんが亡くなって，人を殺すのも神の御心なのだろうかと思い，イスラム教やターリバーンのことを知りたくなって，ネットをいろいろ眺めていたら，バーミヤンの大仏破壊についてこんな記事を見つけた。映画監督のモフセン・マフマルバフという人が書いたものだという。「私は，ヘラートの町の外れで，2万人もの男女や子供が，飢えで死んでいくのを目の当たりにした。彼らはもはや歩く気力もなく，皆が地面に倒れて，ただ死を待つだけだった。この大量死の原因は，アフガニスタンの最近の旱魃である。同じ日に，国連の難民高等弁務官である日本人女性（緒方貞子）もこの2万人のもとを訪れ，世界は彼らの為に手を尽くすと約束した。3ヵ月後，この女性がアフガニスタンで餓死に直面している人々の数は，100万人だと言うのを私は聞いた。ついに私は，仏像は，誰が破壊したのでもないという結論に達した。仏像は，恥辱の為に崩れ落ちたのだ。アフガニスタンの虐げられた人々に対し，世界がここまで無関心であることを恥じ，自らの偉大さなど何の足しにもならないと知って砕けたのだ」

人間の身勝手さの前で，宗教は無力なのだろうか。でも，もしかしたら，大仏さまは，飢餓で亡くなっていく人々に無関心であるという人間の罪を大きな慈悲の心で，ご自分のこととして引き受けてくださったのかもしれない。

「100の診療所より1本の用水路」という中村さんの現地からの発信に，何も答えなかった私自身を私は恥ずかしいと思う。

喪失と再生に関する私的ノート
［ NO.74 メディアへの情報発信と看護の役割① ］

NPO法人相双に新しい精神科医療保健福祉システムをつくる会
相馬広域こころのケアセンターなごみセンター長／精神科認定看護師
米倉 一磨 よねくら かずま

東日本大震災から8年が経過し，私たち看護師がメディアを活用することで，「心のケア」についてどう伝えるべきかお伝えしてきました。2019年11～12月は，NHKの取材が相馬広域こころのケアセンターなごみに入っています。これまでの教訓を活かし，より効果的な発信ができるよう考えながら取材を受けています。今回はその様子をお伝えします。

 ## つくる側と受ける側の差を埋める

今回私たちが受けた取材は，1時間枠の番組です（放送日未定）。いままでに受けた取材は，1時間の番組でも，私たちの活動は多くて20分くらいが実際の放送で使われるだけでした。現場のプロデューサーが「私たちをとりあげる」とは言っても，最終的には別の番組責任者が決めることもあるので，放映されるまではどのくらい使われるのかわかりません。また，放映されたとしても，必ずしも私たちが伝えたい内容になるとは限りません。事前にそのズレを少しでも防ぐために，話しあいをしておくことが重要です。

今回のプロデューサーは，「心のケア」について正しく理解している方でした。しかも，「1時間枠の番組のほとんどを，私たちの紹介にあてたい」と言います。いままでのプロデューサーは，「取材をするなかで，どんな番組にするか」を考える時間が必要でしたが，今回のプロデューサーは，企画が決まっていました。内容は放映前のために書けませんが，私もとりあげてほしい企画です。いままでにない絶好のPRになると思いました。早速，上司にゴーサインをもらい，翌週，朝のミィーティングで，撮影を受けるかスタッフに決意を確認しました。

 ## ともにつくりあげるということ

約2週間にわたりプロデューサーの同行取材があり，打ち合わせの後，撮影が開始されました。朝，出勤すると玄関でカメラが待ち構えています。日常の出勤シーンを撮りたいということでしたが，カメラがあると緊張してしまい，歩き方がぎこちなくなってしまいました。朝のミィーティングでも頭上にマイクが傾けられ，よせばよいのに方言が出ないように意識をしてしまい，妙なイントネーションになってしまいました。その後も，車の運転シーンの撮影，会議の様子と，不慣れなカメラとマイクを向けられる生活は続きました。

2週間が経ったある日，私に変化が出てきました。カメラとマイクが一瞬ですが，目には入っているのに見えなくなる。意識しなくなってきたのです。撮影班とも昼食を食べ，世間話をしながら過ごしていくうちに，「さっき撮影した表情はよかった」とか，「こうしたらよい」とか，日常の様子が自然に記録されていく感覚になっていきました。

プライバシーをどう守るか

　撮影にあたり個人情報を漏らさないようにするのは当然ですが，同意を得た支援対象者が，撮影に臨むときの対応がもっとも悩みました。いくら障害をもつ支援対象者が撮影に同意をしたとしても，テレビですから，よくも悪くも影響があることは否定できません。

　まず，私たちが撮影に協力してくれそうな支援対象者を探し，主に訪問看護の場面を撮らせていただくことを説明します。あくまでも私たちの活動に協力してもらうようなスタンスです。そのときの撮影の同意は，プロデューサーが行います。このとき，プロデューサーも十分に配慮をした説明をし，対象者に協力してもらえるか否かを判断します。しかし，この支援対象者の意思決定が総合的によい判断なのかについては，私たちが最大限配慮をしなければなりません。もちろん，実名や顔，声を隠すことも選択できますが，撮影する側は，雰囲気や表情を大事にしますので，相手が同意したのであれば，隠すことなく放映したいはずです。

　一方で，私たちからすると，撮影に協力していただけるのはありがたいですが，放映された後には当然のように，視聴者の反応があります。なかには，「どうして協力したのか」「被災地の代表的な出来事ではない」など批判的な意見もあります。このとき，「肯定的な意見も批判的な意見もあって当然」と思えればよいのですが，批判的な意見に押しつぶされそうになってしまうこともあります。特に，障がい者やストレスに弱い方は，症状が悪化したりしやすいため十分配慮しなければならないのです。

揺れる決断

　3年間断酒したＡさんは，震災によって飲酒量が増加しましたが，見事にさまざまな支援者の力を借りて断酒しました。今回の撮影にも協力していただき，顔や声を映すことに同意してくれました。上機嫌になったＡさんは，撮影されたことをうれしそうに知り合いに話しました。しかし，次の日，「こんなNHKに協力をして，テレビに出ることは自分の恥ずべき過去をさらすことになるからやめろ」と言われたとやってきました。

　確かにそういう考え方もあるかもしれません。私からすれば，出てほしいのはやまやまですが，決めるのは本人ですし，無理にとはいえません。プロデューサーと本人が話し合い，最終的には顔出しや声はOKとし，断酒できなかったときに他人へ迷惑をかけたころのエピソードは，最小限の表現にすることにしました。このやりとりが，プライバシーを守ることを深く考えさせてくれました。

〈次号に続く〉

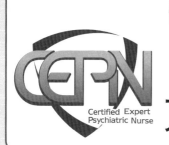

精神科認定看護師の 元気が出る実践

CEPN Certified Expert Psychiatric Nurse

11 行動制限が行われている患者さんの 看護記録の基本

山形県立こころの
医療センター（山形県鶴岡市）
精神科認定看護師（2011年登録）

佐藤 亮
さとう りょう

　精神科ではやむを得ず行動制限にいたる場合がある。その場合，特に倫理的視点をもち，その一連の過程について根拠のある記録が必要だと考える。看護記録は看護実践を証明する記録であり，看護の継続性と一貫性を担保すると同時に，訴訟が起こった際には重要な証拠書類になる。そのことが患者，医療者をともに守ることにつながると思う。そこで，行動制限に関する記録類を説明し，山形県立こころの医療センター（以下，当センター）における記録について紹介する。

行動制限に関する記録類

　隔離や身体拘束など行動制限については精神保健福祉法第36条・37条・厚生省告示第128号・129号・130号[1]に規定されており，それをふまえて各施設でマニュアルや記録類が整備されている。そのなかには「診療録の記載」と「観察」が義務として記されている。診療録は医師が記載し，行動制限を行う理由，開始した日時，解除した日時，患者および家族に対し告知した旨を記載する義務がある。

　観察について，隔離中は「定期的な会話などによる注意深い臨床的観察」が，身体拘束中は「原則として常時の臨床的観察」が義務づけられている（厚生省告示第130号）。そのため，行動制限中は観察したことを記録することが必要である。その観察は主に看護職が担っており，隔離の場合は1時間に2回以上，身体拘束は1時間に4回以上を目安に観察を行う。観察の記録にチェックシートを利用し，記録の簡略化をはかっている施設もある。

　また診療報酬では，医療保護入院等診療料の算定条件に行動制限に関する一覧性のある台帳の整備がされていることが求められている。この台帳には入院形態や制限の種類，制限の期間などについて記載する。

当センターの行動制限時の 記録のポイント

　当センターは山形県で唯一の公立単科の精神科病院であり，ストレスケアユニット，子ど

表1　行動制限の各時期における記録の記載例

1. 行動制限開始時の記録

行動制限が必要になる前の状況，患者の言動，診察・指示した医師の名前，行動制限が開始されたときの患者の反応，ボディチェック実施の有無，リネン類の使用状況，持ち込み物品について記載する。	
○月○日　14：00	デイルームで大声を出し他患者へ掴みかかろうとする様子があり。看護師2名で介入し診察室へ誘導する。主治医の診察中は興奮が治まらず妄想様の言動がある。
14：30	医師の指示にて保護室2号へ隔離開始。ボディチェックには応じるが隔離には不満を訴える。リネン類は使用しその他の私物は室内に入れないこととする。

2. 行動制限中の記録

行われている制限の内容，患者の状態，会話の内容などを記載する。	
○月○日　11：00	隔離継続中。看護師2名で訪室する。ベッドに座り興奮なく会話できる。「幻聴は治まってきた。早くここから出たい」と話す。入浴・更衣ともに自力で行える。

3. 開放観察を実施した際の記録

開放観察を実施した時間，場所，開放観察中の患者の言動などについて記載する。	
○月○日　10：00～11：00	デイルームにて開放観察を実施。ニコニコと雑談しながら他患者と将棋をしている。約束の時間には自室へ戻り隔離を再開する。

4. 勤務交代時の記録

当センターは3交代の勤務態勢である。各勤務の開始時・終了時について記録することを推奨している。勤務開始時の制限状況（拘束部位など），勤務終了時の制限状況（拘束部位など），患者状況などについて記載する。	
○月○日　17：00	体幹・両上肢拘束中。声かけには返答あり会話できる。希死念慮は軽減したと話す。拘束部位の異常はなし。

5. 行動制限解除時の記録

行動制限解除の時間，医師との診察時の様子などについて記載する。	
○月○日　10：00	主治医の診察あり。診察中は落ち着いて応対でき会話もスムーズ。
10：30	隔離解除となり10号室へ移室する。母へ電話し隔離解除となったことを伝え，明日面会に来棟するとのこと。

もユニット，精神科救急病棟，社会復帰病棟，慢性期病棟，医療観察法病棟を有する213床の病院である。現在精神科認定看護師が7名，日本看護協会の認定看護師が4名，精神看護専門看護師が1名在籍している。

　看護記録には明確な法的規定はないが，医療法および医療法施行規則において，看護記録は病院の施設基準の1つである診療に関する諸記録として規定されている。日本看護協会は「看護記録に関する指針」を示しており，そのなかで看護記録の目的は，①看護実践を証明する，②看護実践の継続性と一貫性を担保する，③看護実践の評価及び質の向上を図る[2]としている。当センターの行動制限最小化委員会では指針や行動制限の記録の原則をふまえて記載することを推奨している。その内容について行動制限の開始から解除までの記録のポイントを表1にまとめた。このように具体的な状況がわかるように記録することで，スタッフ間の情報共有をはかることができる。

表2　行動制限カンファレンスの記録例

項目	記載例
行動制限の種類	隔離，身体拘束
拘束部位	体幹，両上肢
該当項目	他害，器物破損
開放観察	隔離：開放指示なし 拘束：午前・午後1時間ずつ開放可
条件つき開放	食事時両上肢拘束開放可
その他（持ち込み物品など）	リネン使用可，音楽プレーヤー，オーバーテーブル
カンファレンス	昨日に比べ会話中の興奮は見られなくなり服薬に関しても拒否することなく行えている。夜間の睡眠もとれており精神状態は落ち着いてきた。身体拘束の継続の必要性について主治医と相談し解除の方向で検討する。
参加者	看護師3名, PSW1名

当センターのカンファレンス記録

　精神保健福祉法には行動制限について「漫然と行われることのないように」と記されている。当センターでは隔離・身体拘束が行われている患者について，1日1回以上カンファレンスを行うことをマニュアルで規定している。カンファレンスの内容については電子カルテの「行動制限カンファレンス」という専用フォームを使用し記載する。行動制限カンファレンス記録は他の看護記録と区別するために「重要記録」扱いとし赤字で記載するようにしている（表2）。

　表2のように項目立てて系統的に記録をまとめることで，情報共有やスタッフ間の共通認識につなげることができるようになる。

記録の充実で行動制限の最小化に

　行動制限最小化が求められる時代であるが，解除が早すぎてうまくいかないこともある。そのときの状況が看護記録に残っていれば，ケアを振り返るきっかけとなり，次のケアのヒントを得ることができるのではないだろうか。そういった意味でも，行動制限における記録の項目や記録の時期について検討していくことは重要だと思われる。行動制限に関する記録を充実させ最小化につながるように取り組んでいきたい。

〈引用・参考文献〉
1）厚生労働省：厚生労働省：精神保健及び精神障害者福祉に関する法律第三十七条第一項の規定に基づき厚生労働大臣が定める基準. https://www.mhlw.go.jp/web/t_doc?dataId=80136000&dataType=0&pageNo=1（最終閲覧2019年12月25日）
2）日本看護協会：看護記録に関する指針.2018. https://www.nurse.or.jp/home/publication/pdf/guideline/nursing_record.pdf（最終閲覧2019年12月25日）
3）一般社団法人日本精神科看護協会監：新・看護者のための精神保健福祉法Q&A平成27年度版. 中央法規出版，2015.
4）日本総合病院精神医学会教育・研究委員会編：身体拘束・隔離の指針. 星和書店，2007.
5）公益財団法人日本病院機能評価機構：病院機能評価　機能種別版評価項目（3rdG：Ver.2.0）：2017年10月1日版. https://www.jq-hyouka.jcqhc.or.jp/wp-content/uploads/2018/03/fc08512fb206f71d5f75fbc31d2f0f92.pdf（最終閲覧2019年12月25日）

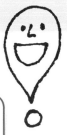

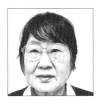

医療法人報徳会宇都宮病院
（栃木県宇都宮市）
看護部長
手塚米子
てづか よねこ

精神科認定看護師を養成する立場から
時代に求められる医療を提供するために

医療法人報徳会宇都宮病院（以下，当院）は栃木県にある精神科病院（557床，看護職員247名）で，私は看護部長に就任し6年目になります。時代の波にとり残されることなく，常によい医療を提供することを意識しながら，「当院に入院してよかった」と言われるように，奮闘しております。

そのために当院では職員の研修に力を入れ，日本精神科看護協会などで行われている外部の研修会も活用しています。このような状況のなか，精神科看護の基本がしっかりできる職員を育成したいと考えていたところ，2016年に精神科認定看護師をめざしたいという希望がありました。

そこで私はその職員が受講できる環境を整えたいと思い，経営陣と交渉して受講料や勤務などの調整を行いました。教育課程の受講料や旅費，研修会の日数などを確認し，経営陣に説明するための文書を作成しました。特にこれからの精神科医療において，専門的な知識を活用できる精神科認定看護師が必要であることを強調しました。

このような経過で今年4月，当院に精神科認定看護師（中村陽平氏）が誕生しました。いまは副看護部長待遇として，病棟管理者や主任を対象にした研修会，院内教育全般などを担当しています。これまでも，外部の研修に参加した職員が院内で伝達講習を行っていましたが，精神科認定看護師の資格を得たことで，病棟管理者や主任を対象にした研修も行うことができるようになりました。また，最近のトピックスを含めた情報提供やロールプレイなどもとり入れた研修内容が可能になり，院内研修が充実してきました。

これからの精神科医療においては，人材育成が欠かせません。患者と向き合う基本的な姿勢から専門的な知識までを学習している精神科認定看護師を養成していくことで，これからの時代に求められる医療を提供していきたいと考えています。

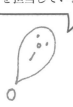

精神科看護
THE JAPANESE JOURNAL OF PSYCHIATRIC NURSING

NEXT ISSUE
次号予告
2020年2月20日発売

2020 3

特集①
急性期以後の看護の要点
―入院の長期化を防ぐ

ニューロングステイをつくらないために押さえておくべきこと
「いまのところ打つ手なし」からの打開のいくつかのケース

特集②
看護過程の展開・おらさい
臨床経験の少ないスタッフへの看護過程の教え方
個別ケースに即して看護過程の展開を深める

EDITING POST SCRIPT

◆好きな演劇作品に，『朝日のような夕日をつれて』（作・演出　鴻上尚史）がある。この作品は，『ゴドーを待ちながら』（S.ベケット）が下敷きだ。下敷きの作品は，男2人がひたすらゴドーを待つ話で，ゴドーは，God＝神と解釈されることが多い。夕日は「もう待たなくてもよい」という福音であり，朝日は「1日神の不在におびえる」という絶望となる。鴻上作品は，神の不在のさらに先を描くのだが……。「朝日のような夕日をつれて，僕は立ち続ける」に続く台詞の疾走。劇場を出たとき，立っているのがやっとだったことを覚えている。　（Y）

◆見てきましたよ，スターウォーズの最後のあれ（雑）。稚内の映画館で。感想を話したくて知り合いに電話したら，目的もなく勢いでかの地に飛んだことをまず心配された。制作期間中に「ソーキョク」やら「イチガタニガタ」やら言っていたのもあって，秒で「ソーテン？」と聞かれたが否定。でも，エイヤと物事を進めるエネルギーを"病"がブーストしてくれるなら，確かにそこに「ソーテン」の「魅惑的（Kay Redfield Jamison）」の側面は感じる。ただそれが往々にして向こう見ずなハイパードライブなので，同時に「残酷」でもあるのでしょう。
（S）

STAFF

◆『精神科看護』編集委員会 編
◆EDITOR
霜田 薫／柳本彩子
◆DESIGNER
田中律子／浅井 健
◆ILLUSTRATOR
BIKKE
◆発行所
（株）精神看護出版
〒140-0001 東京都品川区北品川1-13-10
ストークビル北品川5F
TEL.03-5715-3545／FAX.03-5715-3546
http://www.seisinkango.co.jp
E-mail info@seisinkango.co.jp
◆印刷 山浦印刷株式会社

2020年2月号 vol.47 No.2 通巻329号
2020年1月20日発行
定価（1,000円＋税）
ISBN978-4-86294-233-3

精神科看護

定期購読のご案内
月刊「精神科看護」は定期購読をおすすめします。送料，手数料は無料でご指定のご住所へお送りいたします。バックナンバーからのお申し込みも可能です，購読料，各号の内容，申し込み方法などは小社webサイト（http://www.seisinkango.co.jp/）をご確認ください。